Autor Bestseller com mais de 120 mil exemplares vendidos

VOCÊ
É MINHA
VIDA

FERZAN ÖZPETEK

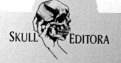

FERZAN ÖZPETEK

VOCÊ É MINHA VIDA

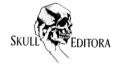

COPYRIGHT © BY EDITORA SKULL
COPYRIGHT © 2020 - FERZAN ÖZPETEK

Nenhuma parte deste livro poderá ser reproduzida ou transmitida, sejam quais forem os meios empregados: eletrônicos, mecânicos, fotográficos, gravação, ou quaisquer outros, sem autorização prévia, por escrito da editora

Esta é uma obra de ficção.

Editor Chefe: *Fernando Luiz*
Produção Editorial: *Editora Skull*
Adaptação e Tradução: *Rafael Belincanta*
Revisão: *Silvio Meneses Garcia / Felipe Ungaretti / Mari Vieira*
Preparação: *Mari Vieira*
Capa: *Décio Gomes*
Diagramação: *Bruno Lira*

Dados Internacionais de Catalogação na Publicação(CIP)

(Ficha catalográfica feita pela Editora)

ÖZPETEK, FERZAN
Você é minha vida | Ferzan Özpetek; tradução de Rafael Belincanta
São Paulo; Skull Editora 2020
ISBN: 978-85-53037-98-8
Título Original: Sei la mia vita
1. Literatura Italiana 2. Romance 3. Belincanta, Rafael

Todos os direitos reservados, incluindo os direitos de reprodução integral ou em qualquer forma.

Rua Tosca, 356 casa 4
Jardim Brasil
São Paulo – SP
CEP: 02210-010 – Tel: (11)95885-3264
www.skulleditora.com.br

PARA: JYTTE
PARA: DOMENICO

*O único modo para afastar
aquilo que nos amedronta
é contá-lo.*

"— Ainda preciso de uma palavra sua, de um olhar, de um gesto. Mas aí, de repente, percebo os seus gestos nos meus, lhe reconheço nas minhas palavras. Todos aqueles que se vão sempre lhe deixam dentro um pouco de si. É este o segredo da memória? Se é assim, então me sinto mais segura, porque sei que nunca estarei sozinha —."

A janela da frente

PRÓLOGO

—Você é minha vida —. Assim você tinha me escrito, lembra? Eu havia deixado o celular no silencioso ao lado da cama. De repente, a tela se iluminou e no escuro apareceram aquelas quatro palavras. Simples, essenciais, todavia desconcertantes.

Era tarde da noite. Talvez passasse das duas. Rolava na cama com o coração pesado, sem conseguir pegar no sono. Tínhamos brigado. Nem lembro o motivo. É sempre assim que acontece. São as coisas sem importância que podem cortar os laços mais profundos. Uma meia palavra lançada sem pensar, um ataque de nervos, uma inflexão no tom de voz, um olhar que não acredita ser para você e que parece colocar em dúvida tudo aquilo que um instante atrás era certo.

Naqueles momentos uma tristeza tão enorme lhe trespassa que parece ser a quintessência de todos os sofrimentos vividos no passado. Você volta a ser criança, atormentado pela nostalgia; querendo estar nos braços da sua mãe, sentir o seu calor, o leve toque de suas mãos enquanto lhe acariciam docemente. Você desejava ser pequeno de novo para se refugiar naquele abraço, o único realmente capaz de fazer-lhe sentir seguro e imune a qualquer dor do mundo.

Mas aí, repentinamente, o criado-mudo se iluminou e a sua mensagem apareceu. — Você é minha vida —. E então, sem precisar acrescentar nada, cada coisa recuperou o justo sabor. Porque não basta amar, é preciso a coragem de dizê-lo por completo. Até mesmo nos momentos mais difíceis, quando esquecer tudo parece mais fácil.

Naquela noite você me devolveu a esperança na qual crescem e se incendeiam os maiores amores. Com sua sinceridade tão límpida, direta e indefesa, entregou sua alma nua ao meu ego ferido. Me fez entender que nenhum obstáculo, nenhum mal-entendido de pouco valor, nenhum equívoco voltaria a nos separar. Porque a minha vida era a sua.

Foi o que pensei naquela vez, assim como agora penso com cada uma de minhas células enquanto falo com você e dirijo nosso velho carro ao longo de uma estreita estrada rural, para cima e para baixo, entre paisagens que parecem recortadas de antigos cartões postais dos anos 60.

Saímos cedo esta manhã. Roma parecia estar ainda meio adormecida. Somente o bar da esquina estava aberto. Saímos da cidade quase sem pegar trânsito. Como se agentes de trânsito invisíveis, para nos agradar, tivessem dissolvido os habituais engarrafamentos pouco antes de passarmos. Os semáforos ficavam magicamente verdes. Nenhum caminhão transitava pelo anel viário. Neste alvorecer a cidade era nossa como nunca fora antes. E agora a abandonamos e entramos neste mar de colinas.

Acabamos de passar por um vilarejo que de tão minúsculo podia ser visto com uma só olhada. Três casas, uma pequena igreja, a estrada que se alarga em uma praça, um armazém de alimentos, um bar, algumas mesas na rua e três idosos decididos a falar sabe-se lá do quê. Fomos devagar e os seus rostos intensos e vividos, a pele enrugada e queimada do sol de quem trabalhou a céu aberto uma vida inteira, passaram através da janela do carro. Sorriram para nós, viu? É assim que se faz nos pequenos vilarejos. E sabe de uma coisa? Eu gostei.

Agora a estrada parece não mais que uma trilha asfaltada, enquanto a paisagem ao nosso redor ficou escura e espectral. Estamos em meio a um bosque e uma angústia inominável toma conta de mim quase me tirando a respiração. Percebeu? A um certo ponto aquela sensação, como se fosse de pânico, quase me fez sair da estrada.

Agarrei o volante e, em vez de parar, acelerei ligeiramente. Durou um segundo, e aqui estamos de novo em pleno sol. O bosque, escuro e impenetrável, ficou para trás.

Encontraremos outros ao longo da viagem? Você, que cresceu nesses lugares, deveria saber, mas não me responde.

Enquanto meu olhar permanece fixo na estrada, com o canto do olho parece que lhe vejo mexer os lábios, daquele jeito seu, amável e divertido. Um sorriso que parece dizer:

— Tudo bem, não aconteceu nada! — Vejo as clareiras iluminadas pelo sol que se sucedem às grandes manchas verde-escuras da vegetação mais densa, carvalhos e azinheiras seculares, posicionados sobre as colinas em nosso entorno, e não posso deixar de pensar que a vida também é assim. Uma sucessão de momentos felizes que irradiam calor, encontros afortunados, acontecimentos de evoluções cômicas irresistíveis. Que, porém, quando menos se espera, são interrompidos por tenebrosas zonas de sombra. A luz desaparece e você se pega a vagar sem mais saber quem é, de onde vem e para onde vai: cada obstáculo parece intransponível, qualquer que seja a estrada que escolha traz consigo a incógnita de terminar em um beco sem saída. Mas o seu sorriso, que conheço de cor, que consigo ver até quando você dorme, que nunca lhe abandona, nem mesmo quando no fundo do coração você sente tristeza, aquele seu maravilhoso sorriso que evoca em mim a recordação dos nossos anos sossegados, me obriga a ainda acreditar, a não sucumbir apesar de tudo, a ainda ter a certeza de que, mesmo através da floresta mais intrincada, os raios de sol podem penetrar. Exatamente como você foi capaz de fazer tantos anos atrás, quando com aquela mensagem luminosa rasgou a escuridão na qual eu já estava me afundando.

Levanto os olhos e me parece quase ler as suas palavras subirem leves como sinais de fumaça, no céu límpido que nos cobre.

A minha vida é a sua e agora vou contar-lhe, porque amanhã será somente nossa.

I
VIA OSTIENSE

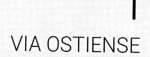

Parece que foi ontem quando você chegou para ficar. Trouxe somente a mochila da academia com algumas poucas mudas de roupas, um par de tênis, pasta e escova de dentes. Não sabia se você ficaria por alguns dias ou alguns anos. Mas dentro de mim sabia que aqui você se sentiria em casa. Neste velho prédio de paredes grossas e janelas leves, onde ainda vivem os fantasmas de tantos amigos. Eu sentia, como pode sentir quem deseja uma coisa com toda a força e não consegue sequer imaginar outra possibilidade.

Você vagava entre a sala e a cozinha, a grande mesa de madeira um pouco gasta, as prateleiras cheias de potes, temperos, talheres, caixas de biscoitos e chás, para cima e para baixo pela breve rampa de degraus internos que percorria a longos passos, como se quisesse medir a sua nova toca. Eu lhe seguia com os olhos sem dar na vista, enquanto cozinhava para você. Tinha a necessidade de saber onde você estava, de saber que estava. Até que um dia essa urgência desapareceu, e então entendi que você não iria mais embora.

Todas as manhãs você acordava ao amanhecer para chegar a tempo ao trabalho, do outro lado da cidade, e eu, que dormiria até tarde, também levantava. Roma ainda bocejava, envolvida na escuridão, enquanto os homens notívagos voltavam para casa após ter matado a sede de amor. Eu lhe preparava um café forte, insistia para que você comesse biscoitos integrais, pão e geleia, leite com cereais. E, escondido, colocava uma barrinha energética no bolso da sua jaqueta. Se dependesse de você, comeria somente merendas e lanches hipercalóricos dos distribuidores automáticos, mas você precisava de alimentos saudáveis para sustentar as forças. Os seus dias eram longos e árduos.

Penso na emoção daquelas primeiras manhãs ainda emendadas na noite e, automaticamente, minha mente corre a outras manhãs, a um garoto que sobe correndo as escadas do prédio com uma mochila nas costas. Dentro há tudo o que possui. Aquele garoto sou eu. Quarenta anos atrás.

Via Ostiense, um velho edifício em um velho bairro popular. Cinco andares sem elevador e um terraço condominial com vista ao vaivém de caminhões na central de abastecimento. Um pouco mais para lá, um gasômetro se destaca em um ângulo esquecido da cidade, entre o matagal e os trilhos mortos da ferrovia. Ao redor, Roma espalha seu fascínio poeirento. Minha história não pode iniciar a não ser daqui. Basta fechar os olhos para ver o mesmo horizonte cheio de promessas que observava com o olhar encantado da minha juventude. Além dos tetos acariciados pelo sol, das cúpulas e dos campanários, além do azul, do ocre e do ouro que a fazem resplandecer há séculos, a cidade se estendia, tanto na época como hoje, em um maravilhoso caleidoscópio de diferentes civilizações, consistências, luzes, sombras, sons e silêncios.

Amo Roma; tem o mesmo sopro de Istambul, onde bate a outra metade do meu coração.

Quando ali botei os pés pela primeira vez o prédio havia, definitivamente, vivido tempos melhores: os anos e o desgaste tinham deixado suas marcas evidentes. Todo o edifício era de propriedade de uma velha senhora que ninguém nunca havia visto. Os aluguéis não eram certamente caros, em compensação a manutenção deixava muito a desejar. Era a metade dos anos 70 e eu ainda era um adolescente. Um garoto recém-chegado à Itália com o sonho de entrar no mundo do cinema.

Como logo pude descobrir, aquele prédio um pouco decadente abrigava sim algumas famílias — tradicionais —, mas era habitado principalmente por uma variada, excêntrica, estupenda humanidade. Para uma boa parte do mundo, naqueles tempos, não eram nada além de marginalizados, *viados*, *travestis*, pervertidos. No entanto, se transformariam em minha família.

Cada dia, naquela época, podia ser uma aventura. Havia sempre algo de novo para se fazer, pessoas para conhecer, convites e encontros que surgiam e se desenrolavam e que levavam a direções completamente imprevistas. Os encontros aconteciam na rua, nos locais que animavam os becos e as pracinhas de *Trastevere* com conversas e risadas até altas horas. Naquele tempo, funcionava assim. Se falava olho no olho. Se curtia e conquistava com um sorriso direto, sem máscaras. Não era preciso digitar uma senha para entrar em contato com alguém, e a cada manhã acordava-se com um amigo a mais.

Eram os primeiros anos do Verão Romano, a manifestação que revolucionou o clima cultural da época. Em agosto, a cidade fervia de eventos, de concertos no parque, de festas em que se podia ir mesmo sem ser convidado. À noite, a basílica de *Massenzio* se transformava em um espetacular cinema ao ar livre.

Em todos os lugares se respirava uma sensação de quase absoluta liberdade. O amor e o sexo eram formas puras para se conhecer, sem censuras nem limites, a não ser aqueles que você estabelecia. Éramos uma geração sem preocupações como nenhuma havia sido antes. Corajosa, aventureira, que se dava ao mundo sem se poupar. Não poderíamos imaginar, então, como tudo mudaria. Não demoraria muito e a *Aids* nos roubaria aquela liberdade para sempre, obrigando-nos a ser circunspectos e temerosos. Um vírus letal se preparava para levar embora, junto com a inocência, tantos amigos que ainda desavisados, enchiam as mesinhas dos bares ao ar livre com seus sonhos e suas risadas.

Mas nós não poderíamos saber. Respirávamos imersos em uma inebriante sensação de felicidade compartilhada. Nos sentíamos imortais, os donos do mundo. Explodíamos de vida.

Depois de ter tentado entrar no Centro experimental de cinematografia, me inscrevi na *Accademia nazionale d'Arte drammatica Silvio D'Amico*. Minha existência seguia dois trilhos que procediam paralelos, sem aparentes interferências. Saía com Luísa, uma colega de curso, mas ao mesmo tempo encontrava diversos garotos. Eram, principalmente, histórias ocasionais. Os encontros quase sempre aconteciam ao acaso. Na manhã seguinte trocávamos os números de telefone, escritos com pressa em carteiras de cigarro ou em um pedaço qualquer de papel, antes da despedida. Não se ligava quase nunca.

Quando conheci Valério, o verão estava acabando. Foi ele que me levou para a *Via Ostiense*. Ele morava lá. Era *boa pinta*, cabelos castanhos sempre um pouco emaranhados, um risco de barba, corpo atlético. Mas o que mais marcava nele eram os olhos cor de mel, profundos e luminosos. A cumplicidade foi imediata. Como em um roteiro, depois do primeiro encontro ele me deixou seu número. Esperei passar alguns dias, aí decidi ligar de um telefone público em um cineclube no *Lungotevere*. Respondeu ao quinto toque. Estava quase desligando.

Ele estava indo jantar com um grupo de amigos.

— Por que não vem nos encontrar? Vamos comer no restaurante da Tiziana —, me disse.

Conhecia o lugar, era um restaurante com mesinhas pela rua, as toalhas de papel e um vinho da casa que subia à cabeça na hora. Nas laterais da entrada, dois arbustos altos de glicínias em vasos escalavam as paredes exteriores. Na primavera, a floração era espetacular. Comia-se, conversava-se, dava-se uma olhada no movimento do início da noite e você era visto. Rajadas de piadas irresistíveis, sussurros, estouros de gargalhadas que se ouviam em cada mesa depois de uma fofoca e de um bem-humorado toma lá, dá cá.

Com Valério, encontrei alguns caras conhecidos e qualquer rosto novo, dentre os quais uma mulher simpática, generosa de palavras e modos, que se erguia entre seus amigos gays como uma papisa. Valério brincava com todos, mas nunca me perdia de vista. Quando virava em sua direção, percebia seu olhar fixo no meu, como uma tácita promessa.

Na primeira vez, nos beijamos a noite toda atrás de um portão de uma casa abandonada. Era um lugar muito frequentado pelos amantes noturnos; lembro que, a poucos metros de nós, também estavam um garoto e uma garota abraçados com a mesma paixão. Naquela noite, no entanto, me levou para sua casa. Morava no último andar, você sabe, um quarto e sala que dava para o terraço do condomínio.

Hoje muitas coisas mudaram, no prédio e dentro de mim. Valério não mora mais aqui faz muitos anos e o sótão foi reformado: ganhou mais espaço e, junto com isso, também o terraço. Já há muito tempo, a minha casa, a nossa casa, fica no segundo andar, mas assim que tive condições comprei aquele quarto e sala.

Nos anos 70 o prédio era subdividido em muito mais apartamentos do que hoje.

Alguns eram realmente minúsculos. Aquele de Valério era muito espartano, mas tinha um privilégio: a janela da sala, que também era cozinha, além de ingresso, era voltada justamente para o terraço condominial, que era acessível por uma portinhola de vidro na galeria, bem ao lado daquela de casa.

Na manhã seguinte, acordei insolitamente tarde. Valério já havia preparado o café.

Era um esplêndido dia de setembro.

Estava me preparando para ir embora, quando ele me parou:

— Quanta pressa! Fica para o almoço. No domingo comemos todos juntos no terraço com os amigos do prédio...— Havia um tom relaxado, quase distraído, como se estivesse pensando em outra coisa. Naquele mesmo instante percebi que, na realidade, eu não conhecia nada dele e que seria melhor voltar para minha casa. Morava longe, em *Flaminio*, e tinha que estudar para uma prova. No entanto, ele tinha começado a limpar o banheiro como uma experiente dona de casa, de meias, com o torso nu, assobiando como se nada importasse, como se a minha presença ali fosse a coisa mais natural do mundo. É difícil descrever tudo aquilo que experimentei de uma vez só, mas o fato é que me sentira em casa.

Fiquei. E foi assim que conheci os moradores daquele estranho, bizarro pequeno mundo à parte, almas cândidas, mas experientes de vida, cada uma com sua solidão a oferecer. Em síntese, um salão muito exclusivo.

— Nem eu sei quando começou. Organizamos uma vez e, então, sem precisar combinar nada, no domingo seguinte estávamos todos aqui de novo, como se não tivéssemos feito outra coisa por muitos anos —, Valério me explicou enquanto arrumávamos a grande mesa do lado de fora, colocando as cadeiras, ao menos dez.

— Será que chega? — Perguntei, só por dizer.

— Se precisar, alguém trará outras! — me respondeu com um sorriso.

A primeira a chegar foi ela, Vera. Já tinha ouvido falar: era a *trans* mais extravagante e solicitada de Roma. E também uma das pioneiras na cidade, se é por isso. Tinha feito sua aparição no terraço com toda sua majestade, a espetacular peruca loira, os olhos penetrantes, o olhar impaciente, o corpo maciço e musculoso que lhe concedia um caminhar de estivador de salto alto. Estava com um minivestido que a envolvia como uma segunda pele, colocando em evidência coxas de mármore e seios generosos (como rapidamente descobriria, novos em folha). Nos braços, exibia com orgulho o seu prato do dia; assado com batatas.

Quando você a conheceu era já uma senhora de uma certa idade, mesmo se ninguém tivesse jamais ousado fazê-la perceber. Nos tempos dourados era, no entanto, irresistível: um mix de *Tina Turner* com *Anna Magnani*. A rainha das *Drag Queens* surgida por engano em um filme neorrealista. Quantas vezes me fez enlouquecer com seus caprichos e seus mais estranhos pedidos, mesmo assim Vera é agora parte de mim. Ainda hoje, quando me acontece algo de especial, não importa se bom ou ruim, penso nela, no que diria. Com aquele seu espírito irado e um pouco barraqueiro, conseguiria redimensionar qualquer contrariedade. Parece que consigo ouvi-la enquanto, com uma das suas piadas, acaba com as minhas inseguranças e preocupações. Talvez esteja aqui agora, neste preciso momento, e aproveita a viagem.

No domingo se apresentava no terraço, pontualmente, por volta da uma. Antes mesmo de aparecer na portinhola, ouviam-se os seus gritos, tinha sempre uma história com alguém ou com alguma coisa, um vizinho que deixava o saco de lixo no corredor; um degrau quebrado acompanhados do perfume de carne assada. E então ela aparecia, com uma echarpe multicolorida enrolada embaixo do queixo, para completar o efeito *Nannarella*.

A sua voz dramática preenchia o ar. Vivia no centro de um palco invisível, em que interpretava a protagonista de uma farsa sempre a ponto de se transformar em uma tragédia. Mas justo quando os tons corriam o risco de realmente cair no drama, nos deixava sem reação com uma pitada de humor, sagaz e afiado. E a farsa retomava o seu ritmo.

Entretanto, ao clubinho, chegavam outros *habitués*. Alguns vinham de fora, como Bruno, que para nós era a Carteira de *Monteverde*. Era chamado assim porque entregava correspondências naquele bairro. Ernesto, no entanto, morava aqui. Emiliano, trabalhava na central de operações da companhia telefônica como centralista para o exterior. Naquele tempo, de fato, para fazer uma ligação para fora da Itália era preciso que alguém fisicamente conectasse as linhas entre os usuários.

No passado, foi aluno do Centro experimental e tinha tentado ser ator. Não deu certo e isso alimentava nele um profundo rancor que vertia em particular sobre uma famosa vedete, que fora sua colega de estudos. Entre eles, dizia Ernesto, havia nascido uma grande amizade que, todavia, ela traiu. Quando eram somente dois jovens com boas esperanças, tinham prometido que se ajudariam reciprocamente na carreira, mas tão logo ela começou a fazer sucesso, havia esquecido de Ernesto. E agora que o nome dela estava na boca de todos, graças à extraordinária notoriedade televisiva, ele espumava de raiva.

Um outro alvo de suas invejas era Vera que, do seu canto, acusava-o de afastar seus clientes. Quando subiam até ela, no terceiro andar, tinham que passar obrigatoriamente diante do apartamento de Ernesto, que estava no primeiro andar. Aí, enquanto o infeliz de turno ainda não havia chegado ao patamar da escada, ele abria a porta sem pressa, o suficiente para se mostrar de roupão, enquadrava-o com um olhar severo e escandalizado e, a seguir, de uma vez, batia a porta com força. Já com a tensão pela transgressão erótica que se preparavam para consumar; eram principalmente honestos pais de família; eles quase sempre saíam correndo.

No prédio também morava a família da porteira, Rosita, uma mulher gordíssima e muito jovial. Tinha quatro filhos gorduchos quase quanto ela, o maior estava na terceira série e o menor na creche. À tarde, a sua cabina parecia um pós--escola, cheia de alunos diligentes. Um fazia os deveres, outro desenhava, outro brincava com um carrinho. Eram silenciosíssimos. Mesmo porque as suas vozes teriam sido de qualquer jeito sobrepostas pela música. Rosita, de fato, adorava a lírica e sempre ligava o toca-discos a todo volume. Da porta de vidro que dava para o pátio e que ela deixava sempre aberta, planavam no ar subindo até o alto pelas escadas as notas com as árias mais dolorosas da *Traviata* ou de *Nabucco*. Tinha uma paixão quase maníaca por Verdi e cultivava o sonho de — "chutar o pau da barraca" —, uma de suas expressões preferidas, para ir à Arena de Verona e assistir toda à temporada de ópera.

Entre os inquilinos, havia um jovem casal com uma criança pequena e uma família muito tradicional com dois filhos, um garoto e uma garota, já crescidos. A mãe era uma gentil senhora de meia idade, bem cuidada. A filha, que fazia visitas periódicas, era casada com um rapaz atraente, alto, de cabelos crespos loiros e olhos azuis. Desde as suas primeiras aparições no prédio, — o Genro — entre nós o chamávamos assim foi objeto do desejo de praticamente todos os inquilinos. Na primeira oportunidade, era convidado para o almoço de domingo junto com a mulher, para manter as aparências. A atmosfera, então, se superaquecia. Eufóricos por aquela que parecia ser uma ocasião extraordinária, nós nos prodigalizávamos por ele, um oferecendo-lhe o melhor pedaço de assado, outro mais uma taça de vinho. O Genro, conversava de maneira amável com cada um dos convidados, aparentemente não percebendo a excitação geral e os cortejos nada velados, os duplos sentidos e, às vezes, até mesmo cenas de ciúmes. E a esposa, coitada, sentada ao lado dele, tinha dificuldades até para que lhe passassem o pão.

Eu também me vi no centro de cobiçosas atenções, naquele primeiro domingo no terraço. Me olharam curiosos.

— Será o novo amigo de Valério ou somente um conhecido de passagem? —, parecia o que todos se perguntavam.

Fecho os olhos e escuto a voz de Vera, sempre em luta contra o mundo, insultando — aquele hipócrita nojento —, as nossas risadas, Valério que pede bis do assado, Ernesto que tosse entre um cigarro e outro. E, de pano de fundo, Mina que canta *E se domani*.

No início fiquei um pouco na minha, intimidado por aquele estranho grupo que me espiava como um comitê de parentes excêntricos, porém muito solidários entre eles. Mas depois deixei fluir. Talvez porque era o inquilino mais próximo do terraço, Valério se comportava um pouco como dono de casa. E, sem dar na vista, conduzia o ritmo da conversa, atento para que todos participassem. Entre uma mordida e outra, um gole de vinho e uma piada, conquistei um pequeno espaço naquele mágico circo, composto de *bichas* de todas as idades, *travestis*, mulheres espirituosas, amantes infiéis e caçadores de borboletas.

Voltara à *Via Ostiense* só dois dias depois. Tinha telefonado para Valério na noite anterior e ele demonstrou estar impaciente em me ver. Era manhã. Chegando ao *Lungotevere*, peguei o *23* para percorrer a última parte do trajeto. Era a primeira vez que passava por ali à luz do dia. O ônibus entrou naquela que ainda era uma avenida. Grandes árvores exuberantes em ambos os lados entrelaçavam os seus ramos, altos até o segundo andar dos prédios, tecendo sobre as nossas cabeças uma galeria verde. Percorreria aquele trajeto muitas vezes nos anos seguintes, e o teto de folhas me contaria o suceder-se das estações: do verde escuro ao vermelho, depois o amarelo queimado, o marrom despido dos ramos que no inverno furam o azul do céu e de novo o verde, fresco, intenso da vida que brota.

Agora não é mais assim. Você não teve tempo de vê-las, mas aquelas árvores que pareciam a própria essência da energia vital foram arrancadas. Por ironia do destino, justamente o motivo da força e beleza decretou o final.

As raízes que afundavam no terreno estavam causando problemas à rede hídrica e aos tubos de gás, foi a versão do assessor municipal que decidiu sobre a eliminação.

Levaram dias e dias para arrancá-las. O som estridente das motosserras contaminou o ar. Não é assim fácil matar aquilo que transborda de linfa vital, que já tem prontos os brotos e as folhas e as flores que perfumarão o próximo verão.

Naquele dia me senti como se estivesse voltando para casa depois de uma longa viagem. Qualquer reserva residual sobre Valério, se realmente cheguei a ter, havia desaparecido. Não fazíamos nada de extraordinário, e mesmo assim tudo era especial. Tínhamos vontade um do outro.

Da janela chegavam os habituais rumores da cidade, mas ali o tempo parecia ter parado. Estávamos sozinhos no universo. Sozinhos, sem preconceitos e apaixonados, como naquela poesia de *Walt Whitman*.

Garotos juntos,
agarrados um ao outro
sem nunca se deixar
indo para cima e para baixo pelas estradas...
gozamos da nossa força, cotovelos esticados, punhos cerrados.

Mais tarde, Valério preparou uma massa ao molho de tomate enquanto eu arrumava a mesa e abria uma garrafa de vinho. Passamos a tarde escutando música, falando dos livros que havíamos lido, dos filmes que gostávamos. Ele amava o cinema americano de protesto, tinha visto *Easy Rider* umas dez vezes. Eu preferia os grandes mestres do cinema italiano *Francesco Rosi, Pietro Germi, Vittorio De Sica, Antonio Pietrangeli...* Eu tinha encontrado meu lugar no mundo. O ninho de onde eu poderia alçar voo, alcançar e obter qualquer coisa que desejasse. Na época era somente uma sensação, embora profunda, mas hoje tenho plena consciência; somente quando você consegue criar raízes em um lugar é que pode realmente ir longe. Porque saber de onde você vem, ajuda a ter em mente quem você é, onde quer que esteja.

No decorrer de uma semana me mudara para a casa de Valério, passando a ter o pleno direito de ser um frequentador privilegiado do terraço e de seus almoços dominicais. Já não era mais nem um intruso, nem uma excitante novidade. No alto daquele prédio havia realmente encontrado uma nova família.

Vivi lá em cima com ele por muitos anos. Mas isso você sabe. Cheguei como estudante, com pouca experiência e tantos projetos. Ali alimentei os meus sonhos, experimentei todo tipo de emoção, entendi quem realmente era e o que desejava fazer da minha vida.

Tinha me apaixonado por Roma através dos filmes neorrealistas em preto e branco, descobertos em um velho cinema de Istambul. Agora a cidade parecia estar aos meus pés. E vendo-a do alto percebia seu esplendor e suas ruínas, as luzes, as sombras e a magia.

Continuava a frequentar a academia e o ambiente teatral, mas estava cada vez mais convencido que o meu futuro seria o cinema, a direção. Saía com diversos aspirantes a ator, mas não compartilhava os mesmos interesses. Que gosto havia em imergir em uma só personagem, em se colocar no papel de um outro qualquer, quando podia contar um inteiro universo?

Comecei a escrever temas que não ousava mostrar a ninguém. O meu sonho era criar a trama perfeita para o filme de amor mais comovente já feito. Entendera que não deveria fazer nada além de manter ouvidos e olhos bem abertos, observar e escutar.

Vivia imerso em um mar de histórias que pediam somente para serem narradas.

26

II

E se...

Agora poderá parecer estranho para você, mas para mim não é fácil recordar daquela noite em que lhe beijei pela primeira vez. O sabor dos seus lábios, as sensações dos arrepios, a expressão atônita dos seus olhos. Está tudo dentro de mim, gravado com tamanha precisão como se tivesse uma câmera no lugar do coração. Contudo, as imagens se confundem. E conheço o motivo: penso demais.

É como quando você vê e revê uma foto que retrata a pessoa que mais ama no mundo, tirada em um instante furtivo de tantos e tantos anos atrás. Leva sempre com você, na carteira, porque lhe recorda algo de precioso, um instante perfeito, antes que o tempo fizesse o seu trabalho. E depois de tê-la extraída e vista mais uma vez, e acariciada, colocada de novo com cuidado e retirada para observar mais e mais um bilhão de vezes, porque nunca fica satisfeito, dia após dia se deteriora, até que aquele rosto se torna indistinguível e as feições quase desapareçam.

É isso que acontece, agora, quando com a mente volto àquela noite de treze anos atrás e aos breves encontros que a tornaram possível.

Você não sabe quantas vezes eu rebobinei a fita da memória para rever cada pequeno detalhe, me demorando em cada enquadramento, para degustá-lo a fundo, como um espectador solitário em um cinema vazio que assiste pela enésima vez o filme que o encantou quando criança, tentando desvendar o segredo até o fim. A memória não é digital, roda como uma velha película, se desgasta. E as imagens tão amadas se queimam.

Se abro os olhos vejo você, mas se os fecho custo a focar-lhe.

Você não sabe quantas vezes dei novamente aqueles mesmos passos, repeti os mesmos gestos, tomei as mesmas decisões, aparentemente insignificantes, que me conduziram até você. E pontualmente me pergunto: e se aquela noite, ao contrário, tivesse ficado em casa? E se, por um imprevisto tivesse que ter saído da cidade? Começava a ser um diretor conhecido, mesmo sendo principiante. A minha agenda estava ficando cheia de compromissos, entrevistas, apresentações, eventos. Mas o jogo do — e se...— quando começa não tem fim, e é um tripúdio de ansiedade que se autoalimenta. E se, não tivesse seguido Alessio na sua louca incursão noturna? E se, não tivesse tido sede justamente naquele momento? E se, ao invés de um casaco vestisse uma camisa? E se, aquele pulôver fosse azul ao invés de índigo? Correria o risco de não lhe encontrar? Teríamos quase nos tocado no meio da multidão, sem ao menos nos vermos? Quando esses pensamentos definitivos me dominam, o sangue literalmente se congela em minhas veias. A consciência de que foi o acaso a fazer com que nos conhecêssemos, em vez de me encher de bom humor, me torna supersticioso. Me sinto como um sobrevivente de um desastre. O desastre em que poderia ter se transformado a minha vida se não tivesse lhe encontrado.

— Me safei bonito! — me digo. Mas, no fundo do coração, ainda tenho medo.

É tão raro que duas pessoas feitas uma para a outra se encontrem. O mundo está cheio de seres infelizes que se apaixonam pelo tipo errado e acabam sozinhos, que sofrem e choram lágrimas amargas, que acreditam conhecer o sabor do amor e, contudo, experimentaram somente uma pálida imitação.

Estendo a mão e acaricio o seu ombro. Você veste o pulôver azul de gola V que lhe dei de Natal no ano passado. Você, automaticamente, retribui o carinho tocando o meu joelho.

Eu e você tivemos sorte.

Se paro para pensar, todavia, em vez de ficar feliz, me aterroriza saber o quanto era sutil o fio que nos levou um aos braços do outro. Poderia se romper a qualquer momento. É esta certeza que me manda de volta ao jogo do — e se.... Bastaria um mínimo detalhe para fazer diferença. Acordar uma hora antes ou uma hora depois, escolher um outro tipo de sapato, receber um telefonema inesperado. Segundo a teoria do caos, pode ser suficiente o bater de asas de uma borboleta para dar início à reação em cadeia que origina a catástrofe. Contudo, naquela noite as borboletas desdobraram as asas somente para nós.

Cerca de um mês antes, em um domingo qualquer de final de novembro, acordei tarde e mal-humorado. Um daqueles dias que gostaria que passasse em um instante, porque você já sabe, ou acredita saber, tudo aquilo que lhe reserva, ou seja, nada de importante, como se já o tivesse vivido. É um estado de espírito que me assalta cada vez que termino um filme. E não importa se teve sucesso. Escreveu *Oscar Wilde*: "— Neste mundo existem somente duas tragédias: uma é não ter o que se deseja, e a outra é ter. Esta última é a pior, a verdadeira tragédia". Eu sei, parece absurdo, mas é assim mesmo. O meu primeiro filme de grande sucesso tinha saído e eu, em vez de tocar o céu com as mãos, caía na angústia e na depressão.

Quando o telefone tocou, na hora pensei em um chato. E era Paulo. Vazio e tagarela, amigo de todos e de ninguém, era um publicitário bem inserido na Roma que conta. Embora não fizesse nada para induzi-lo a acreditar, considerava-se um meu caro amigo. Quanto mais tentava evitar sua companhia, mais me sufocava com telefonemas e convites. Naquele dia queria me convencer a ir a um *brunch* no Bibli, um mix entre café e livraria, frequentado por jovens artistas e intelectuais. Agradecera-lhe, mas não, não tinha vontade. Em vez de bater em retirada, como sempre Paulo não se rendeu e voltou a insistir.

Eu não pretendia sair por nada nesse mundo, mas tanto foi que no final cedi. Pode-se dizer que por exaustão.

Você também sabe, no mais: não poucas vezes me vejo fazendo exatamente o contrário daquilo que quero. É uma fraqueza minha. Mas também uma força. A vida me ensinou que nem sempre desejamos realmente aquilo que acreditamos querer. Uma proposta à primeira vista inaceitável, deprimente ou irritante, pode ocultar uma descoberta maravilhosa que não se espera. A descoberta que lhe mudará a vida.

Paulo veio me pegar um pouco mais tarde. Chegamos ao local e eu estava ainda mais contrariado.

Tínhamos recém-sentado quando ele viu não distante uma mesa com seus amigos.

Sem levar muito em consideração a minha opinião, pediu que me unisse a eles. Já tinha chegado ao ponto de detestá-lo, mas enquanto o seguia passivamente senti que o odiava.

No final, porém, a companhia foi mais agradável do que esperava e alguns deles, entre os quais Bianca, já conhecia. As mesmas conversas, uma rodada de brindes com um café, um suco ou um cálice de vinho, e a convivência fluía. Recebera também muitos elogios pelo meu último filme. A popularidade, para mim, era algo recente. Ainda não tinha me habituado. Cada reconhecimento me dava um prazer imenso. Não que hoje seja diferente, mas na época provocava um efeito terapêutico. Era o potente bálsamo que me recompensava os cansaços, desilusões e rejeições que tinha sofrido antes de chegar até ali, e que ainda marcavam a minha alma com as suas feridas.

Aí, você chegou.

Você apareceu como uma visão na companhia de um amigo e se sentou bem na minha frente. Acho que lhe olhava embasbacado; uma beleza de tirar o fôlego.

Naquele domingo nem por um instante parei de fixar-lhe. E você, ao contrário, nunca me olhava, parecia que eu não existia.

Então, pensei: este é o homem da minha vida!

Voltei para casa sonhando. Me aguardava uma semana de fogo, tinha vários compromissos de trabalho sobrepostos, entre os quais uma convenção que se anunciava chatíssima. Mas a imagem daquele garoto, despontado por acaso na minha vida quem sabe de onde, teria me acompanhado por todos os dias seguintes, me aliviando de todo cansaço. Quem seria? Conseguiria reencontrá-lo?

Deixei passar alguns dias, até que não me segurei mais: liguei para Bianca e perguntei quem era.

— *Imagina, ele me perguntou a mesma coisa de você. Não sabia quem você era!* — me respondeu com uma risada.

Aquele covil de intelectuais viciados em café se transformou na meta preferida das minhas saídas dominicais. Tinha sempre uma desculpa para dar uma passada. Arrastava amigos e conhecidos distantes, organizava encontros de trabalho. Esperava sempre reencontrar-lhe.

Três semanas depois, era domingo, e eu estava ali de novo, na companhia de Francisco, um amigo ator. Assim que entrei avistei você no meio de uma mesa cheia de gente. Fiquei sem ar.

Com o canto do olho, percebi que Francisco tinha lhe cumprimentado.

— Conhece? — perguntei, já sentados em nossa mesa. Estava emocionadíssimo, mas tentava não deixar transparecer.

— Sim. Bonito, não? Uma pena seja tão estúpido que depois de cinco minutos você não sabe mais o que dizer —, ele lhe liquidou, pérfido, olhando obliquamente, como se quisesse ter a certeza de que eu tivesse caído.

— *Pode até ser tolo, mas ao menos por uma noite vale muito a pena conhecê-lo!* — Pensara.

Dez dias depois lhe reencontrei no último lugar no mundo onde acreditaria passar uma noite, na discoteca, o clássico lugar barulhento do qual, geralmente, fico distante. Tudo daquela noitada, as cores, as luzes, os rostos, a música, ainda ressoa dentro de mim hoje, no fundo no fundo, em um ângulo muito íntimo, me provocando fogos de artifício e vórtices de emoções, como uma volta de montanha-russa, amplificada por uma reação química. O fato é que, naquela noite, quase sem perceber, havia decididamente bebido demais.

Justamente eu que não tolero o álcool, que não fumo mais, e que o cominho, a canela e o orégano são as únicas drogas às quais não consigo realmente resistir! Mas você também sabe o quanto eu sou atraído por aquilo que não conheço.

A noite tinha começado na minha casa com Alessio, recém-chegado a Roma de Moscou, para onde fora a trabalho. Lembro que estava agitadíssimo: se movia pela cozinha como se estivesse possuído por um espírito maligno. Tinha trazido uma vodca excepcional; havia se prolongado em me explicar que tinha sido destilada cinco vezes em alambiques de madeira de vidoeiro e prata; e até mesmo alguns copinhos, que comprou no aeroporto antes de pegar o voo de volta à Itália. Tinha conhecido um ex-general de origem siberiana que lhe havia descrito o verdadeiro modo de se beber vodca e agora também queria me ensinar. Enquanto me explicava, tinha colocado a garrafa no congelador. Todos pensam que se bebe congelada, mas não é assim, tinha me informado de maneira quase pedante. A vodca deve estar fria, não congelada! E, sobretudo, deve ser tomada de uma vez só com o estômago vazio.

— Vamos tomar só uns dois goles e depois vamos arrasar na balada!

— Tinha me proposto, excitado.

Na primeira vez virei obedientemente de um fôlego só, como se fosse água. E parecia realmente água, visto que aparentemente não fazia nenhum efeito. Cometi o erro de dizê-lo a Alessio, que me desafiou a tomar o segundo, depois um terceiro. No quarto o detive. Tinha quase quarenta anos e nunca tinha tomado um porre de verdade na vida. A ideia de passar mal não me agradava e lhe disse. Rindo e brincando tínhamos bebido cerca de dois terços da garrafa e eu começava a sentir os efeitos.

Quase sem perceber, pouco depois estava no carro com ele, indo para a discoteca.

O resto você sabe, mas não tudo.

O local fervia de gente, a música tecno disparada a todo volume. Alterado pelo álcool, parecia que me movia em câmera lenta, como se estivesse imerso em uma banheira cheia de água. Aliás, de vodca. Alessio, que dançava ao meu lado, por sua vez, se movia freneticamente. Parecia realmente eufórico.

— Nunca lhe confessei, mas sou muito a fim de você! — gritou de repente no meu ouvido, tentando se fazer ouvir apesar do bombardeio acústico. Fazia anos que nos conhecíamos e nunca havia percebido nada.

— Quantos copos você bebeu? — gritei de volta, depois de um instante de estupefação.

— Seis! — disse radiante, com os olhos que brilhavam. Eu também queria pirar como Alessio. E, por mais incrível que pudesse parecer, tinha sede. Cheguei com dificuldades ao bar e pedi uma vodca *lemon*.

Em pouquíssimo tempo; me pareceram instantes; senti um fogo dentro de mim, um ardor insuportável. Corri para o banheiro. Pensara:

— *Agora morro.*

Recordo confusamente que saí da discoteca, peguei o celular e comecei a ligar e mandar uma mensagem atrás da outra aos amigos dando instruções em caso de uma internação de urgência. Se nas próximas horas não tivesse mais respondido ao telefone, significava que tinha entrado em coma alcoólico e que deveriam chamar uma ambulância, repetia.

— Você explica ao médico do pronto-socorro? — gritava, incessantemente a qualquer infeliz no meio da noite. Falava e gesticulava fervorosamente diante da entrada da discoteca, só de camiseta, negligenciando o frio, apesar de ser início de janeiro.

Respirar ao ar fresco me fez melhorar. Ainda bêbado, mas dono de mim, voltei para dentro: o álcool havia diluído completamente meus freios inibidores. Me sentia um cruzamento entre *Tom Cruise* e *Sharon Stone*. Qualquer timidez residual tinha desaparecido. Abria caminho entre a multidão, olhando os garotos que me atraíam direto nos olhos. Dançava e flertava, flertava e dançava, como se nunca tivesse feito outra coisa na vida.

Aquela noite entendi que na paquera existe somente uma coisa que faz a diferença: ter segurança do próprio fascínio. E que você tenha a mais ou a menos, não importa, porque a partir do momento em que você acredita, passa a ser irresistível.

De repente, tive sede de novo. Foi naquele momento que lhe vi.

Sozinho, no bar. Você tomava algo olhando ao redor, com um ar um pouco perdido de quem ainda está sóbrio. Eu lhe cumprimentei e logo lhe beijei. Recorda? Assim, sem nem dar tempo para um — oi — Mesmo estando relativamente fora de mim, nunca havia sido tão eu.

Você sempre defendeu que a coisa que mais lhe surpreendeu naquela noite foi a minha segurança. A determinação com a qual atravessei a pista até o bar sem nunca tirar os olhos de você, para chegar e lhe beijar. Assim, preto no branco. Como se antes daquele beijo já tivéssemos dito tudo. Você ficou chocado. Nunca tinha lhe acontecido algo parecido. Tampouco a mim, e agora você sabe.

A vodca, porém, não tem nada a ver. É somente um álibi indispensável para alguns. Uma desculpa para não serem obrigados a reconhecer como se é de verdade. Nunca mais tomei um porre na minha vida. Não preciso. Eu sei quem sou.

A música, as luzes psicodélicas, os corpos descontrolados na pista, de repente tudo à nossa volta desapareceu.

Ficamos abraçados por não sei quanto tempo.

Eram quase cinco da manhã. Perguntei se você queria vir à minha casa.

— Tenho que voltar para casa: moro fora de Roma, estou com amigos, e estou dirigindo. Sabe, sou o único que não bebeu...—, você me disse, quase que pedindo desculpas.

Tinha gostado muito da sua resposta. Nunca havia lhe confessado?

— Será mesmo tolo, mas é um tipo que não faz as coisas à revelia. Tem a necessidade de refletir e isso é um ponto a favor —, pensei recordando as palavras maldosas de Francisco.

Antes de conhecer-lhe, adorava cortejar. Porque faz você se sentir vivo. Não é somente o coração que bate mais forte, o sangue que escorre mais rapidamente, a respiração que aumenta de frequência. Os pensamentos também escorrem mais intensamente e você está imerso em uma estranha, fantástica euforia. Amava a fase do cortejo pois sabia que nunca dura o suficiente, que depois chegariam os costumes, o tédio, o desinteresse. Mas com você a euforia dos primeiros dias nunca se apagou. Nos amamos hoje como ontem e será assim até o fim.

Quando voltei para casa, amanhecia. No bolso tinha quatro números de telefone.

Um, naturalmente, era o seu.

Liguei recém-acordado, por volta do meio-dia. Você só poderia me encontrar em dois dias.

Isso, obviamente, você sabe. Mas não o que aconteceu nas horas seguintes. Nunca contei para não lhe irritar. E por pudor. Entretanto, agora não há mais sentido calar. Quero que você saiba tudo aquilo que há para se saber. Porque também é a sua vida, não? E sei, aliás, sinto, que você me escuta como um outro eu mesmo.

Combinamos de nos ver dali a dois dias, finalmente. No meio tempo, já me sentia afundar na ansiedade da espera. O que fazer para resistir até lá? Pensara que poderia aproveitar ao menos umas das outras possibilidades que apareceram na noite anterior.

Era já fim de tarde. Reexaminara — os lucros — da noite, passando o crivo nos outros números de telefone. Já não me lembrava do rosto de quem os havia passado. Escolhi um ao acaso. Me respondeu um tipo com o tom de voz rouca, parecia que tinha acabado de acordar.

Não deu nem meia-hora e já estava em frente ao portão.

Disse para subir.

Olhos azuis, topete loiro, várias tatuagens nos braços: quando o vi diante de mim recordei vagamente. Não era de se jogar fora, mas me pareceu mais magro e menos fascinante.

Depois de alguns minutos, toca o meu celular. Era João.

— *Ei, você tá com um cara? Estou almoçando com amigos e esse tipo, que mal conheço, me mandou uma mensagem agora dizendo:*

'Tô pegando o diretor!' — Me livrei do *cara* imediatamente.

Esse é o preço que se paga quando você começa a ficar conhecido. Cinco anos antes isso nunca teria me acontecido. Cinco anos antes, bem ou mal, era somente eu e mais ninguém. Quem se aproximava de mim ou de quem eu me aproximava tinha somente eu e não a projeção de uma fantasia, ou, pior, a ocasião fortuita para ter um minuto de fama.

Uma vez, estávamos juntos há poucos meses, pegamos um avião e a aeromoça se aproximou quase em lágrimas.

— Você mudou a minha vida, adoro seus filmes! — disse com a voz embargada pela emoção.

Você tinha ficado extasiado. Eu, ao contrário, fingi que não era nada. — Acontece sempre —, tinha lhe dito com altivez, mas não era verdade.

Agi com indiferença, mas o fato é que estava mais emocionado do que ela.

Com isso, todavia, não quero defender que hoje já me acostumei aos elogios e às manifestações de afeto e que não me importe mais. É maravilhoso ouvir um agradecimento de um perfeito desconhecido, porque naquilo que você faz eles se refletiram, porque conseguiu fazê-los vibrar junto com você, expressando emoções e sentimentos universais. A felicidade que sinto é a felicidade deles. Os sofrimentos que descrevo são os mesmos que cada um chama com nomes diferentes, mas que vive com idêntico tormento.

Porém, todos pensam que lhe conhecem, embora na realidade ninguém saiba quem você é.

Esta é a outra face da fama, aquela em que você pode se sentir perdidamente sozinho.

Uma vez Bianca me contou que a ideia de ter uma história com um famoso não lhe atraía por nada. Você temia os comentários, a superexposição, as fofocas. Não gostava daquele mundo, você tinha dito a ela. Você sempre foi um tipo simples e genuíno, lhe interessava a pessoa, não a aura de sucesso que envolvia todas as coisas, colocando no mesmo plano falsos, aduladores e verdadeiros amigos. Mas isto foi antes. Antes daquele beijo.

No dia seguinte, você chegou. Gostava de você, e muito, pena que de um — tolo completo — não poderia esperar grande coisa.

E, no entanto...

Fiquei fascinado com seus raciocínios profundos, sinceros, emocionados.

Naquele dia tomamos as medidas um do outro muito lentamente, sem pressa. E a cada novo elemento, descobríamos sermos perfeitos.

A noite caiu alongando suas sombras sobre os nossos corpos. Você não podia ficar. Tinha que ir embora, voltar para casa. No dia seguinte levantava ao amanhecer para ir ao trabalho.

Havia sempre alguma coisa, um trem para pegar às pressas, um ponto para bater, um encanto a não se desafiar, que lhe afastava de mim. Mas eu nunca ficava sozinho. Me beijando mais uma vez, você me presenteava com a certeza de que voltaria.

Quatro dias depois morávamos juntos.

III
Uma noite na Ponte Sisto

De repente, me bate a dúvida de ter esquecido os medicamentos, as cápsulas brancas e vermelhas da manhã. Freei bruscamente e parei no acostamento. Você se vira e me olha com ar interrogativo.

Uma semana atrás encontrei Ernesto. Você o conheceu pouco, e quando chegou à *Via Ostiense* ele já tinha ido morar em outro lugar. Fazia as compras no pequeno supermercado da esquina e o vi ali, diante do açougue. Tinha um ótimo aspecto, para a sua idade. Na verdade, nunca soube exatamente a sua idade, mas já era um homem idoso, por volta dos 80 anos.

Começamos a falar do passado. Estávamos ali, de pé, um diante do outro, cada um com sua cestinha de compras transbordando de caixas (a sua) e de verduras frescas ensacadas (a minha), em meio a uma franquia anônima de supermercados, mas foi como se tivéssemos entrado em uma cápsula do tempo.

Quando morava no prédio, Ernesto não perdia sequer um almoço dominical.

De repente estávamos novamente sentados em torno a uma grande mesa bem servida, junto a todos os outros amigos: Valério, a Carteira de *Monteverde*, o belo Genro com a mulher, até mesmo as Anãs, pérfidas e maldosas, que moravam no primeiro andar e eram as únicas entre os inquilinos que davam duas voltas na chave para trancar a porta de casa.

Ernesto contava sobre seu trabalho na central telefônica, as histórias bizarras que interceptava. Era um fumante inveterado, mas nunca o vi com uma carteira de cigarros nas mãos. Mantinha-os em um estojo de prata, como um cavalheiro do passado. Alto, curvo e nervoso, sempre o imaginei sentado no seu campo de batalha, o peito inclinado para a frente, em direção à floresta de fios e plugues que administrava com a veemente energia de um regente de orquestra.

Os anos de estudo de interpretação o tornaram enfático e teatral até nos pequenos gestos cotidianos. Quando não estava irritado com a *vedete* de turno ou com Vera, amava se fazer de vítima. Ao telefone as pessoas eram mal-educadas e arrogantes, se lamentava.

Entre tantas vozes desagradáveis e gritantes, um dia havia captado uma tão melodiosa quanto uma sonata de *Chopin*. Para um tipo como ele, que era do metiê, reconhecer uma entre as mais famosas divas dos anos 60, com contratos em Hollywood e flertes internacionais, foi um jogo infantil. Ao menos, isto é o que defendia, ele que não raramente amava recorrer à fantasia para deixar a realidade mais excitante.

— Perdoe o meu desplante, mas é você mesmo...? —, teria perguntado emocionado, recebendo a confirmação.

Um diálogo surreal se estabelecera, no qual ele, arrastado pelo *pathos* do momento, declarava à atriz toda a sua admiração, algo que não correspondia em nada à verdade, enquanto ela o tratava como o mais querido dos amigos. Precisava falar com Chicago, Illinois, teria sido tão querido em não lhe debitar a chamada?

— Para você, isso e mais! — Respondeu Ernesto. Mas logo ele teria se arrependido.

Durante meses a célebre diva, que a essa altura já tinha

seu número direto, teria começado a contatá-lo mais de uma vez por dia, com a perspectiva de telefonar fiado a todos os cantos do globo.

— É uma perseguição! — ele desabafava em nossos encontros semanais no terraço. No entanto, pontualmente, Vera interrompia:

— Não ouse dizer falsidades sobre ela! — gritava, ameaçando Ernesto com um garfo.

Os conselhos de como se livrar da inoportuna constituíram um dos nossos assuntos preferidos por diversos meses. Nos divertíamos em fornecer as soluções mais estapafúrdias, enquanto Vera protestava com veemência.

Nunca soubemos qual era o verdadeiro motivo daquela velha picuinha entre eles.

Quem sabe, talvez Ernesto secretamente invejava a escolha de Vera: não havia tido a mesma coragem, mas em vez de repreender a si mesmo, era mais fácil acusá-la.

No final, na disputa do tempo, ele venceu. Vera não está mais aqui, enquanto este senhor idoso vai às compras sozinho, sem sequer ter a ajuda de uma cuidadora. Nos despedimos com afeto. Mas depois, ao nos reencontrarmos no caixa, apenas acenou e foi embora. Confesso também ter sentido uma pitada de alívio em vê-lo se distanciar de novo. Quando você se defronta com um fantasma do seu passado feliz, a consciência do quanto você perdeu lhe submerge com uma onda quase insuportável de arrependimento. Aí, você quer somente se esconder em um lugar seguro e lamber as feridas, porque a sua alma é como um animal doméstico, que a dor tornou selvagem.

Com Ernesto falamos sobre tantas coisas, mas não da nossa vida de agora. Sabia que depois de me vender seu velho apartamento, o local onde hoje temos a cozinha, o estúdio e o lavabo, tinha se mudado para outro bairro. Pouco depois, sentado na cozinha à nossa grande mesa de madeira, diante de uma xícara de chá fumegante, imaginei-o enfrentar com o álibi das compras, uma viagem desafiante para a sua idade com o metrô e depois ainda com o ônibus, só para vir até aqui. Na tentativa de voltar no tempo havia me encontrado. Eu fui seu fantasma do passado, justamente como ele foi para mim.

Não sei o porquê, mas esse pensamento me aliviou.

A onda de arrependimentos se transformou em um poço aquecido de doces recordações, no qual mergulhei, abandonando todos os medos. E foi então que me recordei do outro velho.

Nunca lhe falei dele?

Sim, naturalmente. Mas como acontece nas conversas cotidianas, enquanto chega uma mensagem no celular, soa uma sirene na rua, você levanta para retomar o livro que lia. A cotidianidade quer a sua atenção e a história que você gostaria de contar se dispersa em mil coisas até que se perde o fio da meada.

Coloquei o telefone no modo silencioso, no fundo de uma bolsa. A estrada está livre.

Agora tenho todo o tempo para contar.

Era uma noite fria, para Roma. Valério e eu tínhamos jantado na casa de uns amigos. Caminhávamos pela Ponte Sisto, em direção ao ponto do ônibus que nos levaria de volta para casa.

O céu estava límpido.

Percebemos a silhueta de um homem que vinha em nossa direção, do mesmo lado da calçada. Procedia incerto, de raspão no parapeito. Às vezes se apoiava, como se estivesse caminhando há dias e não tivesse mais fôlego. Lembro de tê-lo indicado a Valério e ambos, alcançando-o, tínhamos diminuído o passo para dar-lhe uma olhada distraída.

Teríamos passado adiante e aquele encontro não teria sido nada além da imagem fugaz de uma sombra, entre as tantas que moram na noite, mas justamente enquanto o ultrapassávamos, aquele homem tropeçou. Se não tivéssemos ambos saltado para à frente e o segurado, teria caído, sem dúvida.

Era um idoso, muito distinto. Vestia um casaco de grande marca e levava no pescoço um cachecol que tinha todo o ar de ser de caxemira. Nos olhou, perdido, e à luz pálida do lampião, apesar do rosto sulcado pelas rugas, seus olhos azuis pareceram distantes como os de uma criança.

Levantamo-los e perguntamos como se sentia. Talvez tivesse tido um mal-estar?

— Caminhei o dia inteiro e me perdi! — disse remexendo freneticamente em um dos bolsos.

No meio tempo, outros notívagos se aproximaram, curiosos com a cena. Um homenzarrão com um ar pouco confiável tentou chamar a atenção. Se precisasse de um táxi, o levaria aonde quisesses!

Somente após termos nos livrado dele percebemos que o ancião agitava um maço de notas de 10 mil liras entre as mãos.

— Posso pagar! Se me ajudarem, posso pagar! — Gritava agitado.

Com muito esforço conseguimos convencê-lo de colocar à parte aquele dinheiro que atrairia somente mal-intencionados, mas, quando lhe perguntamos como se chamava e em que zona de Roma vivia, caiu novamente na agitação.

Não lembrava de nada. Quem era, o que fazia, onde vivia. Zero absoluto. Era como se tivesse nascido velho, cinco minutos antes, sobre aquela ponte.

Terminamos levando-o para casa.

Que outra coisa podíamos fazer, abandoná-lo ao primeiro assaltante que passasse? Ao socorrê-lo, nos reservamos o direito de dar-lhe um nome. Decidimos por Máximo.

Ele pareceu gostar.

Nós o acomodamos no sofá-cama que tínhamos na pequena sala que dava para a cozinha.

Ele era tão distinto e o nosso apartamentinho tão modesto. Não fazia parte de nós, mas Valério e eu nos sentimos intimidados com sua presença. Escolhemos para ele o pijama mais elegante que pudéssemos ter e lhe demos a melhor toalha da casa: a que um amigo havia subtraído do *Grande Hotel de Rimini* no verão passado.

Deveria ser um professor universitário. Ou um aristocrata. Ou um famoso advogado. Ou um médico aposentado. Ou... Naquela noite bizarramente imaginamos a sua verdadeira identidade. Quem sabe o que teria pensado, se soubesse onde havia terminado, sob o mesmo teto de uma tão transversa e pitoresca comunidade. Rimos copiosamente embaixo dos lençóis, mas antes de pegar no sono decidimos que era melhor que não soubesse de nada. Era como se tivéssemos voltado a ser moleques, temerosos que o professor descobrisse a nossa transgressão secreta. O beijo dado no escuro, no vestiário da academia. Os biscoitos roubados da despensa.

Decidimos dizer a ele que Valério morava ali e eu era seu primo, em visita por alguns dias. Mas deveríamos avisar também os demais.

Na manhã seguinte, quando nos levantamos, ele já estava acordado e totalmente vestido. Enquanto eu preparava o café, Valério tentou perguntar de novo, agora que havia descansado, se recordava alguma coisa. Parecia profundamente compadecido. Não, não lhe viera nada em mente. Aí, um relâmpago atravessou o seu olhar azul pintando-lhe uma expressão de terror sobre o belo rosto ressequido. — Não me deixam mais entrar! — exclamou. As mãos dele tremiam visivelmente.

— Como, não o deixam mais entrar? Expulsaram-lhe de casa? — Perguntei.

— Trocaram a chave! Depois de todos esses anos! — Estava consternado, como se tivesse descoberto naquele preciso instante.

— Talvez, simplesmente, usou as chaves erradas, às vezes também me acontece.

— Aquela do portão é muito parecida com aquela de casa e então...—, Valério se interrompeu. Automaticamente tinha começado a falar como se faz com uma criança: apesar do aspecto bem cuidado, o pobre velho provavelmente estava mal da cabeça pela idade. Máximo, todavia, sequer escutava. Estava estupefato pelo desespero.

O esquecimento é um grande remédio, o mais doce e piedoso. Alguém poderia dizer que é coisa de covardes, mas somente porque nunca conheceu a dor verdadeira, profunda e absoluta. Seria bom poder apagar as experiências que mais fazem mal com um simples clique, uma pastilha, um procedimento neurológico que, porém, deixa intacta todas as outras funções cerebrais. Seria bom, todavia também sei que não seria nem justo nem possível.

Que vida poderia ser, além do mais, sem aquela dor ao recordar aquilo que foi?

Pois é, qual vida?

Agora que havia aberto um pequeno talho na grossa casca em que havia trancado a sua memória, o velho senhor parecia mais confuso que antes. Aniquilado pela dor da descoberta, não conseguia lembrar de mais nada.

O que havia acontecido? Se realmente havia sido expulso de sua casa, quem o teria feito? Com que coragem havia colocado na rua uma pessoa idosa? E o que havia acontecido, depois? Àquelas perguntas, Máximo não conseguia dar uma resposta.

Perguntamos-lhe se tinha uma família.

Disse ser viúvo. Era a única coisa que sabia com certeza.

— Mas nunca a amei —, acrescentou, olhando-nos nos olhos, um por vez, de um modo fixo e embaraçante.

Tive a impressão de que o estivesse admitindo pela primeira vez. Havia nos escolhido para esta confidência, talvez animado pela mesma necessidade que leva muitas pessoas a confiar os mais íntimos segredos a perfeitos desconhecidos a bordo de um trem, na certeza de que, chegando à estação, não os verão nunca mais.

Talvez tenha ficado traumatizado com a recente morte da esposa. Uma hemorragia repentina. Um acidente doméstico. Quem sabe?

Insistir, naquele momento, não era o caso.

Decidimos que àquela altura era necessário ir até à polícia. Não podíamos manter em casa um homem sobre o qual não sabíamos nada, de quem provavelmente os parentes já haveriam denunciado o desaparecimento.

Valério se ofereceu para acompanhá-lo até à delegacia, enquanto eu teria esperado em casa. Depois iríamos às compras no mercado de *Testaccio*: era sábado de manhã e a geladeira estava vazia.

Me despedi de Máximo com afeto, com a certeza de que nunca mais o veria.

Imaginava que seria retido para identificação para então ser restituído à família. Ele também parecia comovido. Chamei Valério à parte e lhe recordei de pedir aos policiais que nos mantivessem atualizados sobre o desenrolar do caso; estava curioso para saber quem realmente fosse.

Era já quase meio-dia e Valério ainda não tinha voltado. Cansado de esperar, e preocupado que passasse da hora de irmos ao mercado as melhores bancas começavam a fechar há uma hora decidi ir sozinho. Naquele dia havia muita gente e para chegar à banca dos queijos tive que vencer a multidão. Estava ali esperando, quando ouvi alguém me chamar. Era Valério. Ao seu lado estava Máximo.

— Mas por que ele ainda está com você? E a polícia? — Perguntei surpreso.

Me disse que encontraram uma fila longuíssima na delegacia e quando percebeu que havia o risco de ficarem lá até de noite, tinha convidado Máximo e foram embora. Até porque a repartição não fecha no domingo: voltariam no dia seguinte!

— Sabia que lhe encontraria aqui! — acrescentou Valério, satisfeito.

Hoje o mercado de *Testaccio* mudou: passou para uma outra zona do bairro e perdeu muito de sua vivacidade. Não sei, talvez seja a nostalgia que torna as minhas recordações mais vívidas, mas naquele tempo tudo parecia mais intenso. Os gritos dos vendedores, o aroma das azeitonas na salmoura que se misturava àquele dos *alici* e do manjericão, o arco-íris de cores, do verde das vagens ao amarelo vivo dos pimentões.

À medida em que avançávamos por entre as bancas, Máximo se recuperava. O mercado o havia vivificado.

— Os camarões não estavam tão frescos — disse-nos com segurança.

— Levem o peixe-espada, está na promoção e tem um ótimo aspecto — acrescentou.

Escolheu os tomates, indicou-nos um vinho e insistiu em pagá-lo.

Assim, imaginei que fosse um excêntrico fidalgo amante da boa mesa, acostumado a verificar pessoalmente as aquisições dos empregados. A sua despensa deveria ser muito bem fornida.

Enquanto Valério, que já se considerava um grande chef, pilotava o fogão, Máximo não perdia nenhuma ação. E eu, de minha parte, o observava.

Comemos. O peixe estava bom. O nosso hóspede, porém, deixou uma abundante porção no prato. Não tinha muita fome, se justificou. O vinho, no entanto, pareceu de seu agrado.

Pensamos que uns dois cálices poderiam trazer-lhe à mente algo a mais e assim, dali a pouco, voltaríamos a insistir.

— Era um especialista em vinhos? Ia com frequência às compras? Como sabia reconhecer tão bem um bom peixe?

— Ela comia todos os dias. — respondeu evasivo. — Eu dava para ela as melhores sobras da cozinha. Agora, quem vai a alimentar? — Estava falando de sua gata, apuramos. Nos olhamos surpresos. Dela se recordava.

Se chamava *Micia*.

— Tenho que voltar: quem vai dar de comer para ela?

A notícia de que havíamos abrigado um velho desmemoriado naturalmente já havia se espalhado por todo o prédio.

Vera havia aconselhado colocá-lo para dormir no terraço:

— Amor, deixa ele tomar um pouco de ar e a memória voltará, seguramente — tinha sugerido ao me encontrar no patamar. Estava convencida, em absoluta boa-fé, que o ar tivesse poderes terapêuticos eficazes para qualquer tipo de distúrbio, da gastroenterite à amnésia.

Rosita, a porteira, mandou um de seus filhos menores para entregar a Máximo uma abundante fatia da sua especialidade, um bolo de chocolate que nenhum de nós havia jamais conseguido comer. (Doce em maneira nauseante e besuntadíssimo, deveria ter uma quantidade espantosa de açúcar e margarina, de chocolate na realidade tinha somente a cor. Rosita o preparava em quantidade industrial, distribuindo-o a todos os condôminos com generosidade e, dado que de resto era uma mulher extraordinariamente amável, ninguém nunca ousou dizer-lhe que era repugnante. Jogávamos fora às escondidas, nas lixeiras de rua distantes ao menos dois quarteirões de casa, pelo temor que o descobrisse no saco de lixo do condomínio.)

Quanto a Ernesto, tinha se oferecido para fazer uma busca em sua rede de conhecidos telefônicos. Talvez algum deles tivesse interceptado o aviso de uma pessoa desaparecida.

No entanto, entre os condôminos propagáramos a voz de que havíamos feito o desmemoriado acreditar que éramos primos. Máximo era um idoso, seguramente com uma outra mentalidade e já estava bastante traumatizado por si mesmo, seria inútil desorientá-lo ainda mais. Alguém devia tê-lo expulsado de casa em plena noite, *pobrezinho*. Aliás, se no dia seguinte no almoço eles também tivessem tentado se segurar... E, ainda por cima, havia perdido a mulher recentemente.

Omitíramos, porém, que esta perda não parecia tê-lo ferido tanto e todos se declararam dispostos a não somente manter o jogo, bem como se transformar em pessoas normais; distintas e de um certo nível.

Assim, no dia seguinte, domingo, estávamos todos à mesa no terraço com Máximo sentado na cabeceira. Do lado oposto, Vera fazia o seu melhor para ser uma credível esteticista no seu dia de folga. A um certo ponto, tomada pela veemência da interpretação, ofereceu-lhe serviços de manicure.

Naquele domingo ela tinha preparado o assado com batatas. Máximo demonstrou apreciá-lo ou, ao menos, perguntara-lhe que corte de carne escolhera e se tinha colocado louro. Vera se transformou em uma dona de casa modelo, enquanto revelava a sua receita secreta.

Em vez de ficar simplesmente calado, Ernesto pensou bem em desempoeirar os estudos acadêmicos inventando o papel do enamorado rejeitado por uma dançarina de *cancan*. Nos perguntamos se existia ao menos uma em toda Roma. Olhei Máximo apreensivo, mas ele não parecia se interessar. Até mesmo a Carteira de *Monteverde* se deteve em comentar sobre suas conquistas imaginárias da noite anterior.

    O Monstro Marinho, por sua vez, para não errar, estava, ele sim, insolitamente silencioso. O apelidamos assim pela impressionante cabeleira crespa que o fazia parecer uma lula. Não morava no prédio, mas sempre vinha aos nossos almoços trazendo esplêndidos garotos que nunca haveria de ter. Fazia-o para se tornar belo aos nossos olhos. Alguns eram somente fugazes aparições, outros teriam voltado na condição de amantes de qualquer um de nós. Também naquele domingo o Monstro Marinho tinha trazido um belo tipo, alto, moreno, de olhos intensos. Ninguém deu em cima dele durante boa parte do almoço, exceto Vera, naturalmente. Como culpá-la? Dado o seu papel 100% feminino, teria parecido realmente estranho se não tivesse se dignado a dar uma olhadela a tal petisco. Os outros convidados, contudo, não gostaram. Debaixo da mesa rolavam soltos pisões e cotoveladas.

    Teriam tido todo o direito de dar em cima dele, por sua vez, as nossas amigas guardas de trânsito, Clara e Cíntia, convidadas fixas dos domingos no terraço. Pena que estivessem tão ocupadas em nos contar sobre a última balada em companhia de dois projetos de homens extremamente mal-educados e cafonas. Se dependesse delas, teriam-lhes detido por desacato à autoridade! Implacáveis com os antipáticos, babacas e feios, estavam prontas a fechar um olho diante de uma infração de um belo garoto, principalmente se alto, musculoso e de olhos azuis, mas voltariam a ser inflexíveis também com ele assim que uma eventual namorada se materializasse.

    Chegados ao café, sem um motivo real, Ernesto nos informou que a dançarina de *cancan* que lhe havia despedaçado o coração era uma morena fabulosa, com dois olhos escuros como carvão ardente. Disse olhando fixo ao protegido do Monstro Marinho. E provocando um certo *vuco-vuco*. O garoto sorriu perplexo. Vera, por engano, derrubou água gelada na camisa de Ernesto. Clara começou a rir e quase se engasgou, enquanto Cíntia servia um pouco de vinho na taça.

— Os seus olhos me lembram alguém... — Quem havia falado?

Por um instante todos ficamos imóveis e mudos pela surpresa, como se um espírito superior tivesse nos colocado em pausa para melhor assimilar a reviravolta.

— Me recordam uma pessoa cheia de talento, muito cara. O único amor da minha vida, pode-se dizer — acrescentou Máximo com voz sonhadora, como se falasse somente para si mesmo.

Então, agora recordava?

Ninguém ousou respirar, por medo de romper aquele frágil fio que o reconectava à sua identidade perdida. Tinha conseguido reencontrá-lo e agora o estava desenrolando com visível emoção.

— Eu conheci essa pessoa praticamente tropeçando entre as suas pernas magras e fracas. Estava fugindo. O fruteiro a tinha flagrado roubando uma maçã. Queria chamar a polícia. A guerra havia terminado há pouco, o povo ainda tinha fome. Roubar frutas, que delito poderia ser? Me ofereci para pagar. Somente depois me dei conta que a conhecia. Seu irmão menor estava na escola da minha filha, estavam na quinta série, e sua família morava em nosso condomínio. Não sei, fui com a sua cara ou, talvez, intuí que merecia ser ajudada. Na hora, decidi contratá-la para o meu restaurante. Me senti no dever de dar-lhe uma oportunidade, mas era a mim mesmo que estava dando.

— Calara-se. Ninguém tinha coragem de falar. Serviu-se com um pouco de vinho, parecia verificar a coloração à contraluz e o bebeu até o final. Depois de um minuto de silêncio que pareceu eterno, Máximo retomou.

— Não posso continuar a minha história sem reabrir uma profunda ferida que ainda me faz sofrer e que no passado foi causa de escândalo...— Por um momento olhou-nos um a um, temeroso. Parecia seriamente incerto se deveria continuar ou não, preocupado com o nosso julgamento.

Teríamos podido fazer a máscara cair naquele instante para o tranquilizar; qualquer que fosse a sua revelação, quem melhor do que nós a teria recebido sem julgar? E, além disso, tínhamos notado uma certa vagueza ao descrever aquela — pessoa de talento — e se fosse um homem? Mais uma vez, porém, ninguém respirou. Estávamos ao ar livre naquele terraço, expostos aos ventos romanos, mas não se percebia voar sequer uma mosca.

— Essa criatura tão jovem, frágil, contudo, fortíssima, da qual poderia ser pai, conquistou meu coração mudando a minha vida. Amei-a como nunca mais amei ninguém. —Mas, então, ela é...? Em síntese, a pessoa... a criatura, era um garoto? — tinha disparado Ernesto àquela altura. Mesmo tendo consciência da delicadeza do momento, não conseguia mais se segurar, dando voz à dúvida que estava crescendo em todos nós. Seguiu-se um átimo de gelo, no qual permanecemos sem respirar outra vez. Mas imediatamente Máximo desfez a tensão com um sorriso perspicaz.

— O amor não tem sexo — afirmou, olhando Ernesto diretamente nos olhos. E, dirigindo-se a todos, acrescentou:

— Serei mesmo velho e desmemoriado, mas não obtuso. Ainda sei reconhecer as pessoas que tenho diante de mim!

— Mas nós não quisemos ofender-te, nós...—, tentou rebater Ernesto.

— Ofendido. E por quê? Que importa quem somos? Que importa quem amamos? Eu amei, e isso deve bastar. Vocês amam, e isto nos faz iguais, unidos no amor.

— Beijamos; acariciamos, abraçamos, consolamos e esperamos com louca felicidade um seu 'sim'.

— Porque o amor compartilhado é a força que nos faz melhores. Mesmo quando esmorece, mesmo quando nos abandona, mesmo quando é uma recordação que queima com a sua ausência. Nós vivemos de amor.

— Cala-se para tomar fôlego. Encheu o copo de vinho e o esvaziou. Olhávamos para ele incrédulos e emudecidos. Parecia uma outra pessoa. Parecia possuído.

— Eu amava aquela garota — continuou. — Não como uma filha, tampouco como uma amiga. Amei-a como se ama a única mulher da própria vida. E ela me amava. Quando a conheci tinha mais ou menos dezesseis anos. Eu, trinta e quatro. Era casado há dez.

Demorou um pouco para que nos tocássemos do nosso sentimento. Trabalhávamos juntos, eu lhe ensinava o ofício. No início, coloquei-a para lavar os pratos, depois começou a dar uma mão na cozinha. Paguei-lhe um curso de confeitaria e, em pouco tempo, passou a fazer as sobremesas. As pessoas vinham propositadamente por suas massas folhadas, os merengues, os torrões.

— Eu sempre trabalhava até mais tarde, minha mulher não sabia o porquê. Tampouco eu tinha consciência.

— Então, uma noite, já havíamos fechado deixei cair uma bandeja e Sônia meajudou a recolher os cacos. Ajoelhados, nos olhamos desorientadamente e compreendemos estar perdidamente apaixonados.

— Quando nos beijamos pela primeira vez eu era um homem feito e ela pouco mais que uma criança. Naquele tempo, eu poderia passar por um pervertido...

— Mas nãããoooooooooo! — O grito nos veio tão espontaneamente que tivemos medo de tê-lo assustado.

Por sorte, Máximo retomou sua história.

— O restaurante tinha se especializado em pratos à base de peixe e tinha ganhado fama. Poderia parar de me esconder e assumi-la, como também ela me pedia. Meu casamento era somente de fachada, mas minha mulher há muito estava doente. Haviam-lhe diagnosticado com uma forma de leucemia que se agravaria em poucos anos. Não podia abandoná-la. E minha filha? Cada vez que pensava nela, me bloqueava ainda mais. Como reagiria a tal notícia? Era já uma adolescente, frágil e sensível. Assim, ao menos, eu acreditava. Sônia vivia mal a situação. Ela não se colocava esses problemas. E, por minha causa, ela era obrigada a fingir.

— *Aí* aconteceu o que aconteceu... — Pendíamos de seus lábios.

— O quê? — Vera não se conteve em perguntar.

— Era o aniversário de Sônia. já estava de noite. Caminhávamos não longe do restaurante.

Nos abraçávamos sem nos esconder, como verdadeiros inconsequentes, ela com a cabeça apoiada em meu ombro. Minha filha, com seu namorado, passou por ali e nos viu — Um murmúrio de horror acompanhou essa reviravolta.

— Mas uma filha sempre entende o próprio pai! — exclamou o Monstro Marinho que tinha dois filhos homens e uma ex-mulher em *Reggio Calabria*.

— Levei o resto da minha vida para tentar que me perdoasse, mas não consegui.

— Perdi Sônia, e nem isso adiantou. Foi embora, para longe. Para a Austrália. Do outro lado do mundo. Abriu um restaurante lá. Me chamou de covarde. Me disse que lhe partira o coração.

— Aquilo que não sabe, e não saberá jamais, é que naquele ponto teria feito tudo por ela. Teria me divorciado da minha mulher, encontrando uma maneira de não lhe deixa faltar meu apoio durante a doença. Teria até mesmo afrontado o desprezo de minha filha. Mas ela queria nos denunciar.

— Como, queria denunciar vocês? — Perguntou quase gritando a Carteira de *Monteverde*.

— Foi por meio do seu namorado, que trabalhava com um contabilista — explicou. — Depois daquela noite em que nos viu juntos, cheia de rancor, o fez verificar secretamente as contas do restaurante. E, como acontece com frequência, havia erros fiscais. Além disso, Sônia aparecia como empregada, mas há anos dividíamos os lucros pela metade. Era o mínimo. Se os negócios iam de vento em popa era também por causa dela. Como poderia fazer? O restaurante era em copropriedade com minha mulher.

— Minha filha começou a me chantagear: se não terminasse com Sônia, iria à Receita Federal. Tinha feito cópias de todos os documentos contábeis. — Suspirou. — Assim, deixei o amor da minha vida — Estávamos todos emudecidos.

— A última vez que a vi carregava uma mala maior do que ela. Estava no aeroporto.

Ainda a tenho diante dos olhos, de costas, os ombros contraídos, os cabelos loiros puxados em um coque um pouco desfeito, enquanto se aproximava do balcão de embarque.

Havia-lhe seguido escondido, ao amanhecer, até *Fiumicino*. Quis correr atrás dela, detê-la, abraçá-la. Mas me virei e voltei à cidade. Porque se a tivesse chamado, se ela tivesse virado, se tivesse me olhado, teria-lhe dito tudo e, quem sabe, talvez ela tivesse ficado..., Mas não tive coragem — Calou-se e nós, alguns mais outros menos, tínhamos os olhos cheios d'água.

Ninguém, por algum tempo, teve coragem de dizer qualquer coisa. Mas aí, a emoção nos deixou com um nó na garganta e, naquele momento, abandonando definitivamente qualquer dissimulação, explodimos em um coro solidário de exclamações. Em sua cabeça, Máximo ainda estava lá, em *Fiumicino*, vendo seu único e grande amor ir embora para sempre.

Despertou-se do torpor somente para nos revelar o nome do restaurante:

— *La paranza*.

— Ainda existe? Onde fica? — perguntou Valério, mas ele já estava longe outra vez.

Aquele foi o único domingo em que ninguém parecia querer ir embora do terraço.

Quase sempre, terminado o almoço, era um corre-corre geral: tinha um compromisso, outro ia para o cinema flertar, alguém ia dar uma volta de ônibus (na época, o transporte público era o mais extenso lugar de encontro de Roma) ... Entretanto, a tarde tinha terminado e todos ainda estávamos ali. Valério, embora contrariado, nos lembrou que era preciso voltar à delegacia. Era isso mesmo: Máximo deveria se reunir com sua família. Clara e Cíntia, porém, disseram que cuidariam da situação. Senão, para que servia trabalhar na polícia municipal?

Teriam corrido imediatamente à sede para pesquisar no arquivo das atividades públicas. Se existia, ou tivesse já existido, um restaurante chamado — *La paranza* — elas sem dúvida o teriam encontrado. Partiram rapidamente, com a promessa de nos telefonar assim que tivessem descoberto alguma coisa. Graças a uma extensão, ajeitei o aparelho telefônico no parapeito da janela que dava para o terraço: assim teríamos ouvido tocar dali também.

Após contar calorosamente a história, Máximo tinha agora um aspecto inquieto. Tinha bebido bastante e os olhos se fechavam. Me perguntou se poderia deitar-se em algum lugar, para repousar um pouco. Acompanhei-o ao quarto de Valério e encostei a porta para que não fosse incomodado por nossas conversas. No entanto, Vera, ajudada pelo novo amigo do Monstro Marinho, nos preparava um segundo café.

Havia passado pouco mais de uma hora quando Cíntia ligou. Encontraram o restaurante, mas estava fechado. Tinham recém-chegado de uma inspeção: o lugar ainda existia, mas as grades estavam enferrujadas pelo tempo. Perguntaram ao garçom da sorveteria ao lado: não viu abrir nos últimos dez anos. Os documentos indicavam que o último proprietário era uma mulher, se chamava Michela Guardi, mas no endereço indicado não havia ninguém com aquele nome. Seria talvez a mulher? Ou a filha?

A única coisa a se fazer era perguntar a Máximo. Quando me virei em direção à porta do quarto onde tinha-o deixado repousar um pouco antes, percebi que estava entreaberta. Tive um pressentimento. Abri e entrei: o quarto estava vazio. O lençol e o travesseiro ainda estavam marcados, mas dele não ficou nenhum vestígio. Máximo, ou sabe-se lá como se chamava, fora embora em silêncio, e com a algazarra no terraço ninguém percebeu. Tinha escolhido desaparecer e jamais teríamos sabido quem era realmente.

Quantas vezes, no almoço de domingo, fantasiamos sobre sua identidade. E mesmo quando paramos de falar sobre ele, estava sempre ali, em nossos pensamentos, como um convidado invisível. Esperávamos vê-lo aparecer em nossa frente, para terminar a sua história. Ele sabia onde e quando poderia nos reencontrar. Mas não voltou. Nunca mais o vimos, e a sua vida permaneceu envolvida em mistério. Ainda hoje me pergunto que fim levou. E se nos contara a verdade.

IV
A Segunda Primavera

Ontem à noite, enquanto arrumava as malas, parei para pensar no quanto estavam leves. Quase sempre as encho até o inverossímil. Carrego um monte de coisas inúteis, uma outra blusa azul, um par de sapatos que não saberei o que fazer, um romance que não terei tempo de ler. Faço-o porque, aonde quer que vá, gosto de ter comigo um pouco do nosso mundo doméstico. Hoje, no entanto, peguei somente o estritamente necessário. Porque, desta vez, seremos eu e você e nada mais. Seremos nós todo o nosso mundo, e nos bastaremos.

— Este vamos levar, não é? — você perguntou, com um tom temeroso, me passando um livro em cuja capa aparece uma famosa foto de um beijo na rua. Me comovi profundamente, mesmo se não dei muito na vista. Somente você e eu sabemos o que se esconde entre aquelas páginas.

É a coletânea *Poesias de amor* de Nâzim Hikmet, um poeta que amo. Um dos primeiros presentes que lhe dei. Quantas vezes o lemos e relemos juntos? Entre as suas páginas desgastadas há uma foto de nós dois, felizes, à beira de um riacho. Havíamos tirado com o disparador automático durante um passeio alguns anos atrás, justamente em um desses bosques que estamos atravessando de carro. Não acabou ali por acaso.

Faz companhia a uma das nossas poesias preferidas: 1949. De todos os versos, aqueles que você ama são:

És a minha escravidão és a minha liberdade és a minha carne que queima.

Agora aquele livro desponta da sua mochila, apoiada no banco de trás. É uma recordação, mas é também o nosso presente. Um presente do qual nunca deixaremos de nos apaixonar como na primeira vez.

Existem amores que iniciam lentamente, alguns até mesmo como explosão retardada. Conhece-se aos 20 anos, nasce uma amizade, mantém-se o contato enquanto a vida faz o seu curso. Escreve-se longas mensagens no coração da noite, confia-se penas sentimentais, troca-se presentes baratos, mas preciosos, porque conhecemos perfeitamente os gostos um do outro. Aí, encontra-se em uma noite por acaso em uma festa e, de repente, tudo muda. O amor que você procurava estava ali, há anos presente em nossa vida, só que não tínhamos percebido. Os nossos destinos, depois que se cruzaram, pareciam ter que fatalmente se afastar, distraídos por um milhão de coisas, e ainda assim aquele sentimento sem nome impediu que nos perdêssemos de vista. Talvez trouxesse consigo recordações muito íntimas de adolescência, assim o ignoramos até que não se materializou como uma revolução. Porque a amizade pode se transformar na forma mais transgressora do amor, aquele que subverte antigos equilíbrios consolidados.

Existem também os amores que explodem como uma bomba, deixando terra devastada ao redor. Nascem e morrem sem sequer dar tempo para entender o que lhe está acontecendo e, às vezes, deixam feridas impossíveis de cicatrizarem.

Aí você vaga por anos entre os escombros daquilo que tinha vivido como a única oportunidade de ser feliz, e não consegue acreditar que ainda está vivo.

Finalmente, existem amores que sabem unir a gentil força da ternura à potência do fogo da paixão. Que lhe arrastam e nunca mais param. Amores que ajudam a permanecer vivos um para o outro, aconteça o que acontecer.

Enquanto lhe confidencio estes pensamentos repito pela milésima vez o quanto temos sorte, você e eu. Você chegou na ponta dos pés, com a discrição de um hóspede de passagem. Tive que insistir para que arrumasse as suas coisas no armário. Ainda assim, desde a primeira noite percebi a sua presença em todos os lugares. Imediatamente você entrou no meu sangue como um medicamento necessário, do qual antes paradoxalmente tampouco suspeitava da existência. Uma semana depois que morávamos juntos já me perguntava como tinha feito até então. Como pude suportar aquele silêncio, sem que nossas vozes se perseguissem entre os quartos e então calassem, abandonando-se em um único respiro.

O seu roupão ainda úmido do banheiro. A réstia de luz que domingo de manhã brinca sobre o seu rosto adormecido. As nossas pantufas ao lado da cama, os doces de rosas de que gostamos tanto, a caneca lascada que você escolhe sempre no café da manhã, deixando para mim aquela intacta. É o nosso mundo, o alfabeto da felicidade.

Quando morava sozinho e havia quase deixado de acreditar no amor, nem imaginava o quanto a minha existência tinha mudado. Você fez a minha vida melhor. Me restituiu a mesma despreocupação de quando tinha vinte anos e olhava o mundo do alto sem ter a certeza de conseguir realizar os meus sonhos.

Ontem à noite abri o seu armário, procurava um cinto. Encontrei escondido no fundo o meu peixinho vermelho. Quem sabe como parou ali? Comprei-o em uma loja minúscula de vidros de Murano atrás da *Piazza San Marco*, em Veneza, quando ainda era um garoto que estava descobrindo a Itália. Fui na companhia de um americano, que encontrei na noite anterior em um restaurante de Florença. Naquele tempo, eram coisas que podiam acontecer.

Eu tinha recém-mudado para a capital toscana depois de ter passado alguns meses em Perugia estudando italiano na universidade para estrangeiros. Na época, meu pai me repassava uma discreta soma mensal para me manter, portanto tinha condições de me alojar em uma deliciosa pensão em *San Frediano*. Na verdade, quase nunca dormia lá.

Estava junto com garotos como eu, que vinham de todos os lugares do mundo, e madrugava todos os dias. Era apaixonado por uma garota californiana, Christina: tinha sido minha colega de estudos em Perugia e juntos havíamos decidido mudar para Florença. Isso não me impedia, todavia, de manter uma relação também com Cláudio, um jovem mecânico, e eu estava quase sempre disponível para novos encontros. Tudo era fácil, naquele tempo. Entusiasmante. Uma aventura contínua.

Tinha 18 anos, mas me sentia grande: poderia vencer o mundo. Fumava *Camel* sem filtro, vestia *pulôver* preto com gola alta de existencialista, experimentava a inebriante sensação de ser irresistível. E tinha a possibilidade bastante extraordinária de viver (e bem) em uma das mais belas cidades do mundo, circundado pela arte. Em resumo, me divertia muito.

A me conquistar foi Samuel, 35 anos, alto e moreno. Vinha de Seattle, era engenheiro. Eu estava jantando com alguns amigos em uma pequena *trattoria* perto de *Santa Maria Novella*, e ele estava sentado na mesa ao lado. Começou uma conversa falando sobre o império otomano. Acabou que saímos juntos e nos isolamos em uma esquina escura dos *Giardini della Fortezza*.

— Por que não vamos a Veneza no primeiro trem, amanhã de manhã? — me propôs de repente, enquanto fumávamos um cigarro pela rua.

Eram quase 3h manhã. Fomos a pé até a estação, que não era longe, para verificar os horários. Nos despedimos com cumplicidade, marcando encontro para logo mais, por volta das 6h. Foi um dos dias mais longos e emocionantes da minha vida. Quando chegamos, Samuel me levou ao Hotel Danieli. Pediu um quarto com vista para o Grande Canal. Permanecemos quase sempre fechados no quarto. No dia seguinte, voltamos a Florença e de noite me convidou para jantar. Naquele ponto, eu estava completamente envolvido.

— Mas você, o que quer fazer da vida? — me perguntou repentinamente. — Por quê? — reagi, com o olhar perdido nos seus olhos.

Assim descobri que no dia seguinte partiria para o Kuwait, onde permaneceria por muito tempo para um trabalho. — Vem comigo — me pediu.

E eu, esquecido dos meus projetos, na hora decidi que o seguiria até o fim do mundo.

Na manhã seguinte, todavia, tive uma amarga surpresa. Quando fui ao seu hotel, como combinado, o porteiro me disse que ele já havia partido. Não havia deixado nenhuma mensagem tampouco um contato. Com o discernimento subsequente posso afirmar que foi melhor assim, mas naquele dia provei pela primeira vez o amargo sabor do abandono. E da desilusão. Foi então que me transformei realmente em um adulto.

Ah, havia comprado o peixinho de esmalte justamente durante o único passeio que eu e Samuel fizemos no labirinto de *calles* em torno a *San Marco*. Aquela criatura vermelha, toda solitária em uma pequena bolha de vidro, me despertou ternura. Com o passar dos anos, transformou-se em um amuleto da sorte.

Sei o que você está prestes a me perguntar:

— Sim, o trouxe. Está a salvo na mala, coberto por uma camisa. Está viajando junto conosco.

O peixinho de esmalte me recorda um outro amuleto marinho, um ramo de coral marcado pelo mar do qual Federica nunca se separava. Tinha-o encontrado em uma praia da Sardenha e o trazia sempre ao peito suspenso por um fino cordão de couro preto.

Federica foi uma das mulheres mais importantes da minha vida: lábios macios e famintos, cabelos loiros e lisos, olhos azuis que em certos dias ficavam violeta. Era uma garota linda, mas sobretudo tinha uma personalidade irresistível, forte e arrebatadora. Onde estará agora? Já faz um tempo que não recebo um cartão postal da Tailândia, da Austrália ou do Japão, o seu modo para dizer que pensa em mim, enquanto dá a volta ao mundo, irrequieta e rebelde como quando a encontrei pela primeira vez.

Ela tinha 26 anos, eu três a menos. Conhecera-a em uma festa, em que havia ido junto com Valério. Conquistou-nos a ambos. Naquele tempo morava sozinho na *Via Ostiense*, havia mudado para um dos quartos alugados dois andares abaixo de Valério, mas quase sempre ia até a sua cobertura. E foi lá em cima que uma noite, meio bêbados, terminamos os três na cama.

Para mim foi uma revelação. Não era certamente a primeira mulher a me conquistar: o que fez a diferença foi a pessoa. Federica fazia a diferença.

Entre nós irrompeu uma química sexual fortíssima. Éramos dois jovens que transbordavam de energia: os nossos corpos mal se tocavam e já soltavam faíscas. Valério percebera talvez até mesmo antes de nós: forte pela sabedoria da experiência tem dez anos e pouco a mais que eu, se colocou de lado me deixando livre para gozar completamente aquele momento mágico. Ao mesmo tempo, me deu a entender que ele sempre estaria pronto para mim: poderia esperar.

Ela era uma cidadã do mundo, uma alma penada. Trabalhava em Paris na alta costura, mas não conseguia ficar muito tempo longe de Roma. Estava constantemente em movimento. Chegava, ficava por uma semana, partia de novo, voltava por alguns dias, desaparecia outra vez. Era de uma família riquíssima, de origem nobre. Era um tipo de herdeira, mas ninguém diria à primeira vista: em certos dias era capaz de se vestir como uma indigente. Aí você a ouvia falar, a observava se mover entre as pessoas, e do tom seguro da sua voz, do perfeito controle de si que nunca a abandonava, em qualquer ambiente ou situação, e entendia que fora educada para estar sempre no centro do universo. Naquele delgado corpo de garota se escondia uma princesa.

Com Federica entendi a importância da personalidade, que vai além de um par de olhos sedutores, um rosto perfeito, uma boca carnuda. A beleza exterior não é nada além de um puro invólucro, o que torna irresistível é aquele magnetismo no olhar, aquela energia, aquela capacidade de sorrir com suavidade, aquele encanto que transforma um dia qualquer em uma aventura.

A nossa história durou três anos. Sobretudo nos primeiros tempos, a paixão literalmente nos consumia. Fazíamos amor mais de uma vez por dia. Nunca tinha me acontecido antes. O perfume da sua pele, o som da sua risada, a maciez dos seus cabelos espalhados pelo travesseiro havia entrado em mim como uma droga da qual não podia prescindir.

Quando uma mulher entra na sua vida, tudo muda. É o próprio amor que assume uma forma diferente, aliás, se faz iridescente, instável, sempre surpreendente. Com um homem é diferente, você sabe. Falamos sobre isso com frequência. Além do desejo e da sensualidade, há uma ampla cumplicidade que lhe envolve e lhe sustenta, certos equilíbrios não são tocados, somente redefinidos. Mas com uma mulher, de repente seu espaço se transforma, os seus ritmos se dilatam, e então se restringem. É uma tempestade de emoções. Pode até mesmo não entender mais quem você é.

Federica chegava de Paris e precisava sair imediatamente, ir a um jantar, organizar uma festa, encontrar alguns amigos na praia ou, com a mesma energia, empenhava-se em colocar em ordem as coisas práticas da minha existência. Mudava os livros de lugar, juntava os discos que eu amava deixar espalhados e os guardava em uma caixa, declarava guerra às meias abandonadas pelo quarto. Nela, instinto de proteção e desejo de posse se sobrepunham de modo indistinto. E eu, tão jovem e pouco habituado ao exercício do poder feminino na minha vida autônoma, me prestava com entusiasmo a ser o seu terreno de conquista.

Éramos um casal que de perto se amava muito, mas capaz de se ignorar quando distante. O que Federica fazia a partir do momento em que saía pela porta de minha casa para pegar o meio de transporte que a levaria para longe sabe-se lá por quantos dias? Era uma pergunta que sequer me colocava. E para ela era o mesmo. Vice-versa, quando estava na cidade vivíamos em simbiose. Eu participava das suas voltas em meio à Roma de bem, passava os fins de semana na casa da família no *Circeo*, acompanhava-a em inaugurações de mostras e eventos, a espetáculos e concertos. Porém, ao mesmo tempo, sabia não ter cortado e não poder cortar nenhum laço com a minha — outra — vida: era como se tivesse deixado o meu apartamento por alguns meses para viver temporariamente longe dali, mas voltava quase sempre para pintar, escrever, lançar as sementes para o meu futuro próximo.

Com Federica vivia um presente abrasador e suspenso, desafiando todas as regras.

Era como dançar uma música lenta abraçados apertados, de pés descalços na praia, enquanto os *Rolling Stones* tocavam *Satisfaction* e todos piravam ao nosso redor. Quando estava com ela era somente o início da minha aventura profissional. O meu futuro ainda estava em ascensão. Estar com ela era terrivelmente excitante, mas também muito árduo. Amava propor desafios, ultrapassar limites. Não se detinha diante de nada.

Aos poucos, começamos a nos ver raramente, depois cada vez menos. Estava de saco cheio de trabalhar com moda, e no fundo não precisava. Para dar um corte no passado, havia decidido abrir um restaurante na África do Sul com dois sócios italianos. Quando se mudou para lá, a nossa relação estava oficialmente terminada.

O laço que nos unia com os anos se transformou em uma daquelas amizades que parecem crescer com a distância. Encontramo-nos ainda algumas vezes, quando a minha carreira já tinha decolado. Ela continuava a mesma garota irrequieta de um tempo, o ramo de coral no pescoço, a mala pronta e um avião à espera para levá-la ao outro lado do planeta. Casou, se separou, ainda hoje imagino que não saiba o que fazer quando crescer. E mesmo assim, quando entre as cartas descobria um dos seus cartões postais quase sempre irresistivelmente kitsch: panoramas exóticos ao pôr do sol retocado, vistas do alto de metrópoles distantes com uma alegre frase de saudação, era como se Federica estivesse de novo ao meu lado, e ríssemos juntos.

Você também conseguiu fazer com que eu me reconciliasse com o passado. Hoje olho para trás e não experimento mais aquela sensação de tormento por aquilo que desapareceu, pelo tempo que passa e, inexoravelmente, nos marca na pele e na alma. Me olho no espelho e me reconheço em cada pequena ruga. Sou sempre eu, um garoto que viveu e aproveita cada dia como se fosse o último.

Se não tivesse sido você a me apoiar, talvez não teria feito tanto para comprar o velho apartamentinho do último andar, onde morei com Valério. Você me ajudou a entender que certas decisões, até mesmo aquela de investir uma discreta soma na aquisição de uma casa não necessária, têm um valor simbólico e afetivo inestimáveis.

Porque aqueles quartos, um dentro do outro, grudados entre os tetos, são e sempre serão um pedaço de mim.

Quantas confissões, adeuses, declarações de amor e de ódio escutaram as paredes do terraço esbranquiçadas a cal. Agora passou a ser parte integrante do apartamento que cuido como um lugar sagrado.

Ontem, já tarde, fui até lá em cima. A porta que dava para o patamar foi fechada com o tempo. A pequena janela pela qual passávamos talheres e utensílios, e que escalávamos com saltos mais ou menos atléticos, alongou-se em uma porta-janela. Vi o gasômetro se delinear no céu exatamente como há uma vida, e me senti de novo transportar ao fundo dos meus vinte anos. Junto aos amigos, aos amantes, aos meus bons e maus mestres. Ninguém faltava à chamada, desde quem agora vive longe, até mesmo quem nos deixou para sempre. Enchíamos os copos para um outro brinde, enquanto Vera chegava bufando e se equilibrando sobre os tamancos, com a sua bandeja fumegante.

Existem lugares nos quais se respira um ar especial. Parecem quatro paredes como tantas outras, mas aí percebe-se a presença de uma energia à qual você não pode se subtrair. Talvez tenham acolhido pessoas fora do comum, ou foram testemunhas mudas de eventos que marcaram uma época ou somente uma vida. Por isso, sempre pensei que a cobertura da *Via Ostiense* era um desses lugares excepcionais. Assim, faz algum tempo que prefiro mantê-la vazia ou usá-la como estúdio, mesmo realmente não precisando. Não quero correr o risco de confiá-la à pessoa errada. E tampouco a alguém que, talvez inconsciente do seu poder magnético, quem sabe, pudesse fazê-lo desaparecer.

Você sorri e, claro, sabe que estou brincando. Mas também sabe que nas brincadeiras há sempre um fundo de verdade. Massimiliano, por exemplo, não havia de algum modo se perdido?

Nunca conheci um tipo mais agitado e passional do que ele. Não sei se seria por sua origem meridional ou por sua natureza. Tinha os olhos acinzentados e um pouco assombrados e densos cabelos castanhos, a fronte ampla e os movimentos nervosos de quem está acostumado a ter mil pensamentos na cabeça. Quem sabe se ainda é oculista?

    Estava procurando casa e o apartamento no quarto andar, justamente abaixo da cobertura, estava livre. Tive a ideia, naturalmente, de avisá-lo: o seu ambulatório era pouco distante. Conhecia-o há tempos, mas na realidade sabia pouco dele. Era um tipo simpático e jovial, que porém escondia uma zona obscura.

    No dia em que lhe dera as boas-vindas ao prédio, de qualquer modo, ignorava até que ponto levasse uma vida, digamos, movimentada. Mas mesmo se tivesse sabido, não teria feito muita diferença. Era preciso bem mais do que uma intemperança qualquer para criar baderna. Horários extravagantes com saídas no meio da noite, vaivém de tipos pouco recomendáveis e repentinas mudanças de humor, afinal, eram rotina para aquele velho edifício.

    Na época estava quase sempre em Florença, onde trabalhava na direção de uma ópera lírica. Geralmente, você me acompanhava, ou eu voltava para Roma à noite, mas naquela ocasião tive que ficar, porque no dia seguinte tinha um compromisso muito cedo. Assim, você tinha me telefonado:

— Parece que Massimiliano sumiu! — A sua voz estava alterada pela ansiedade.

    No estúdio, de manhã, diversos pacientes lhe esperavam, mas ele não se apresentou. Eu tinha ligado para o celular dele, mas no início tocava e ninguém atendia e depois parecia desligado. Alarmada, a secretária havia ligado para alguns conhecidos. Você também, depois de tê-la escutado tinha tentado contatá-lo mais umas dez vezes, sem resultado. Uma outra rodada de telefonemas a amigos em comum também não deu êxito.

    Ninguém o via há uns dois dias. Ninguém sabia de nada.

— Tenho um terrível pressentimento... — volta que damos uma olhada na casa — você havia concluído.

Naturalmente, eu tinha uma cópia da chave do apartamento. Ademais, tenho as de todos no prédio, caso aconteça algo. E os outros têm a minha.

Era noite, na manhã seguinte acordei cedo e voltei em boa hora a Roma.

Subimos as escadas com o coração na garganta. Estávamos aterrorizados pela ideia de que lhe houvesse realmente acontecido algo de terrível, de nos depararmos com a cena de um crime, com poças de sangue, com um cadáver. A porta estava trancada somente com a fechadura de serviço. Quando a empurrei para entrar, por um momento permaneci parado no limiar, quase sem coragem de ir adiante. Por sorte, a casa estava vazia. Em compensação, na sala sobre a mesinha em frente ao sofá havia um prato com indícios evidentes de pó branco. Massimiliano deveria ter se intoxicado antes de sair.

De noite o encontramos no hospital. Tinha sofrido um acidente de carro. Foi encontrado inconsciente, sem dinheiro e documentos, todo ferido. Provavelmente, depois que ele havia batido o carro, alguma alma pia, em vez de socorrê-lo, tinha-o roubado.

Estava em coma.

Avisáramos a família e no dia seguinte a mãe chegou de Foggia, acompanhada de um sobrinho, um jovem precocemente calvo, tímido e de poucas palavras. Gente simples, mas de bem, como se diria antigamente. Dona Adelaide, então, parecia a quintessência da clássica *mamma* do Sul: descabelada e aflita, as roupas amassadas, a figura já maciça ulteriormente sobrecarregada pela idade, a preocupação nos olhos por aquele — meu pobre filho.

Quando me apresentei, abandonou a sua mão gorducha e úmida com indolência sobre a minha, como se fosse um peixe morto. Tive uma impressão curiosa. Aquela mulher parecia tão verdadeira que aparentava ser de mentira. Uma atriz consagrada não poderia fazer melhor, me surpreendi pensando.

Expulsei aquelas considerações, arquivando-as como uma espécie de deformação profissional. No afã de criar personagens, às vezes não consigo mais distinguir realidade de ficção.

Deveria estar exausta pela dor e pelo cansaço, por isso me pareceu um pouco estranha. No fundo, se recuperava de uma longa viagem. E seu filho lutava entre a vida e a morte.

Me disse que, assim que soube, havia partido apavorada, não tinha sequer conseguido passar no banco para pegar dinheiro. Me ofereci para ajudá-la.

— 300 euros são suficientes? — perguntei com solicitude, passando-lhe as notas. — Imagina, é muito! — Disse, enquanto prontamente as pegava, colocando-as na bolsa.

No dia seguinte encontrei uma das Anãs pelas escadas. Comentando o estado de saúde do nosso vizinho, as condições de Massimiliano eram estacionárias, haviam-lhe mudado os medicamentos, mas seguia inconsciente e com o rosto enfaixado observou ácida que também havia dado bons 100 euros à mãe. Tinha cruzado com ela no portão e, quando dona Adelaide lhe havia pedido dinheiro para fazer as compras, não conseguiu dizer não. Fiquei um pouco sem chão: era possível que já tivesse gastado todo aquele dinheiro que eu tinha lhe dado? Talvez teria pagado as contas para o atendimento do filho. Além do mais, era uma pobre mulher, uma mãe devastada pela dor.

A Anã me olhou de um modo curioso:

— Não parecia nada devastada pela dor, quando a vi. Estava maquiada e parecia recém-saída do cabeleireiro. Para falar tudo, parecia que estivesse indo a um compromisso elegante, bem além das compras. Fiz com que percebesse e sabe o que me respondeu? Que eu deveria cuidar melhor da minha aparência. Por exemplo, se fizesse luzes nos cabelos para esconder os brancos, rejuvenesceria ao menos vinte anos. Você o que acha?

Havia passado dos sessenta anos, mas ao me fazer aquela pergunta o seu rosto geralmente carrancudo havia se prolongado em um sorriso.

Olhei-a paralisado. Quase parecia que a mãe de Massimiliano, ao tomar-lhe o dinheiro, tivesse-a enfeitiçado.

Dois dias depois, o ferido finalmente despertou. Estava no hospital já havia uma semana. Ainda não podia falar, tiveram que dar mais pontos em outras partes, mas tinha voltado entre nós e era isso que importava. O seu quarto se encheu de amigos, estavam também a secretária e a assistente do seu ambulatório oftalmológico, a quem dona Adelaide, que mais tarde se revelou uma cozinheira excepcional, repassava elaboradas receitas de especialidades meridionais. Estávamos todos felizes e esperançosos. Os médicos haviam nos tranquilizado: não haveria danos permanentes.

— O pior já passou! — Agora você tem somente que sarar! — Sua mãe está aqui e cuidará de você: bem mais do que remédios, de agora em diante ela lhe dará o caldo de macarrão sem molho! — dizíamos para encorajá-lo.

Estranhamente, todas as vezes que se nomeava sua mãe, Massimiliano, através das ataduras que ainda cobriam o seu rosto, arregalava os olhos e choramingava.

Certamente, deveria ser de felicidade.

Naquela noite, voltando para casa, encontrei o seu sobrinho Nino nas escadas.

Precisava realmente de dinheiro para fazer as compras, a geladeira estava vazia, me disse quase com lágrimas nos olhos.

— Mas vocês receberam ao menos 500 euros em menos de uma semana! — desabafei incrédulo. Soubera há pouco que dona Adelaide também tinha arrancado dinheiro de um enfermeiro do hospital.

E assim a verdade viera à tona: aquela simpática senhora era uma apostadora patológica.

Em poucos dias, tinha virado uma *habitué* das salas de apostas da zona. Assim que lhe colocara em mãos dinheiro vivo, ela, atraída como um ímã, tinha ido imediatamente jogar. Apostava nos cavalos, adquiria compulsivamente cartão de loterias e raspadinhas agarrava-se aos caça-níqueis até as fichas terminarem. E passava as noites no fundo de um dos bares mais mal-afamados do bairro, jogando pôquer com um bando de indivíduos pouco confiáveis, fumando charutos e bebendo uísque. Quando ganhava, as suas gargalhadas chegavam até à rua.

Havia enganado a todos nós, e a mim mais do que aos outros. Quando a encontrei pela primeira vez tinha percebido nela um "não-sei-quê" pouco convincente. Ao mesmo tempo, porém, e ainda não consigo me explicar o porquê, não deixava de me suscitar simpatia.

Quantas vezes acontece quando lhe apresentam alguém e, à primeira vista, você percebe que nele há algo que não se enquadra. Nada de necessariamente negativo, poderia ser somente uma veia de excentricidade. Uma nota desafinada que, porém, torna a sua personalidade mais intrigante, sugerindo que além das aparências se esconde bem mais. Mas aí você muda de ideia. Porque ele faz o seu melhor para parecer credível, aderente à personagem sobre a qual se costurou. Você chega até a se perguntar como teve aquela tão estranha primeira impressão. Completamente inexplicável, visceral.

Aí o tempo passa, você aprende a conhecer aquela pessoa, a vê agir em diversas situações. Quando se festeja, mas também quando é preciso arregaçar as mangas. Quando as coisas vão bem, mas também quando surgem os problemas. E pontualmente descobre que a intuição estava certa. Detrás da máscara, esconde-se um caráter mais complexo, capaz de surpreender-lhe com gostos e opiniões inesperadas e uma visão toda sua de como está o mundo.

 Advirto o seu sorriso de incredulidade, aquele que você sempre faz enquanto franze a testa e passa os dedos entre os cabelos. O seu modo de me dizer com discrição que não está completamente de acordo.

 Eu sei, a sua generosidade faz com que você não se questione tanto quando conhece uma pessoa, e capte sempre e de qualquer modo o lado bom. Mas eu não tenho esse mesmo dom. E é sempre assim, acredite: a *tal* — primeira impressão — não é uma lenda urbana e ignorá-la pode provocar, às vezes, até mesmo alguns apertos. É uma lição que a vida sempre me deu, e nem assim fui suficientemente capaz de aprender. Isso, quando encontrei dona Adelaide era como se um sino tocasse dentro de mim: aquela pessoa era muito diferente de como parecia ser. Por trás do aspecto materno tão inofensivo e tranquilizante, os quadris largos, o seio matronal, as roupas florais com a borda descosturada, escondia-se uma simpática inescrupulosa capaz de deixar-lhe só de cuecas e ainda contente por tê-la encontrado.

 — Imploro que de agora em diante você dê o dinheiro somente a mim — Concluiu Nino, depois de ter me aberto os olhos. Ainda atordoado com a revelação, dei-lhe outros 100 euros e cheguei ao nosso apartamento. Você teria voltado pouco depois: não via a hora de contar-lhe tudo.

 Era por isso que Massimiliano, no hospital, agitava-se tanto cada vez que nós, ingênuos e em perfeita boa-fé, mencionávamos aquela santa mulher, sua mãe! Havia tentando nos advertir para que prestássemos atenção, que não nos deixássemos enrolar, e nós não havíamos entendido.

 Se ainda houvesse necessidade de uma confirmação, alguns dias depois fomos testemunhas de uma cena de teatro memorável. Os médicos haviam prenunciado que Massimiliano seria liberado das bandagens. Para a ocasião, outra vez nós amigos havíamos corrido em massa até sua cabeceira. Você também, que teria que ter saído da cidade para um compromisso de família, havia adiado a viagem.

Revejo a cena como se fosse hoje. O enfermeiro que lentamente remove a bandagem, Nino que dá um pulo para trás com um olhar alarmado como se tivesse tomado um choque, Valério que impulsiona solícito dona Adelaide em direção à maca para que abrace seu amadíssimo filho. E Massimiliano que, finalmente livre para se expressar, afastando-a grita com todo fôlego que tem na garganta:

— Nãããããããoooooooooo! — A genitora foi desmascarada como uma inclemente aproveitadora.

Massimiliano lentamente se recuperou e logo pôde voltar para casa. O sobrinho voltou a Foggia, mas a mãe permaneceu. Ainda na cama, circundado de frascos de remédios e jornais, que lia da primeira à última linha para passar o tempo, o convalescente bradava:

— Vo-cê-tem-que-ir-em-bo-ra! —, separando cada sílaba como projéteis individuais, ficando com a cara roxa, enquanto os hematomas ainda evidentes passavam do amarelo ao violeta.

Dona Adelaide, no entanto, não pensava nem um pouco em ir embora. Havia encontrado o maná, por que deveria voltar para casa? É verdade, agora todos e eu primeiramente tínhamos nos tocado e certas sortes, como encontrar-se de repente com 300 euros para jogar de uma vez só, não podiam mais acontecer-lhe. Mas não era realmente o tipo que se rendia com facilidade.

Curiosamente, quanto mais a conhecia, mas a apreciava. Agora que sabia qual era a sua verdadeira natureza, a via com crescente simpatia. Aliás, me sentia quase mais em sintonia com ela do que com o filho. Massimiliano, além do mais, sempre foi um campeão de vida dupla: comportava-se como um profissional sério de inoxidáveis princípios morais, pronto a se escandalizar por todas as formas de transgressão, enquanto às escondidas se abandonava a todo tipo de excesso. A homossexualidade também fazia parte de seus hábitos clandestinos. Tinha um parceiro, mas o apresentava a todos, até mesmo a nós, como um amigo. Uma tarde tinha subido para encontrá-lo, ouvira a mãe dizer-lhe:

— Você pensa que sou estúpida? Pensa que não sei que é seu namorado? Por que tem vergonha? Ao contrário, deveria se envergonhar de ter vergonha! — Paciência se tinha me feito a limpa e não via a hora de tentar de novo: queria tê-la abraçado.

Você lembra? Dona Adelaide era habilidosíssima em entrar em casa com uma desculpa qualquer para então passar pelos cômodos olhando ao redor com olho clínico, à procura de objetos de valor. Era mestra em convencer qualquer um a se desfazer das relíquias de família, desde que tivessem um certo valor. O que fazer, por exemplo, com aquela bandeja de prata? Se vendesse, poderia transformá-la em grana ressonante, ela lhe encorajava, persuasiva. Não era preciso muita fantasia para imaginar qual modo teria sugerido para usar aquele dinheiro.

— Eu tenho sorte, querido: comigo o lucro é garantido! Haverá de se ganhar para ambos! — adulava o infeliz da vez.

No entanto, também dava alguns conselhos preciosos, pequenas dicas concretas, cheias de bom senso, que inesperadamente tinham o poder de mudar a vida para melhor, com o mínimo esforço. A Ernesto sugeriu mover o sofá de uma parede a outra, assim a sala ficaria mais espaçosa. A Cláudia, uma nossa amiga solteira há anos, intimou para que encontrasse um homem e lhe explicou como fazer. A Patrício, o padeiro, revelou a receita de uma *focaccetta* com azeitonas que em curto prazo se transformaria em uma das especialidades mais pedidas da padaria. A

Sandra, a cabeleireira, que padecia de uma dor de cabeça lancinante, ensinou uma automassagem para fazer desaparecer as pontadas em um minuto. A Amadeu, um inquilino do prédio ao lado, que tomava café descafeinado também na hora do aperitivo, ordenou com tom peremptório que pedisse um *dry* Martini. pois das cinco em diante não podia ser diferente. Ela, para dizer a verdade, começava até mesmo antes.

Embora com muita malandragem, dona Adelaide trouxe do Sul um caloroso raio de sol que havia iluminado as nossas vidas. Como diz uma famosa canção turca, nos havia presenteado uma — segunda primavera —. Com uma mão pedia grana, com a outra lhe presenteava uma emoção.

Iniciou a cozinhar deliciosas iguarias freneticamente e certas lasanhas ao molho de tomate e berinjelas à parmegiana que poderiam ressuscitar os mortos. Aí chegou a vez dos doces. Alguém a havia abastecido com amêndoas e avelãs, que ela utilizou para preparar deliciosos biscoitos que nos servia ainda quentes, saídos do forno.

Quando não estava no bar jogando baralho ou na sala de apostas arriscando em — Fedayn vencedor — e — Esmeralda no pódio — superada a nossa desconfiança inicial, dona Adelaide semeava bom humor e positividade à sua volta. A minha primeira impressão se revelava dia após dia sempre mais acertada. A mãe de Massimiliano não era deveras a clássica dona de casa, morna e deprimida, que quis nos ter feito acreditar no início. Na sua fantasia nós éramos, sim, as galinhas a serem depenadas e assadas ao ponto, mas também uma plateia a conquistar com generosidade.

Isso até que foi embora. Veio se despedir trazendo uma última bandeja de biscoitos. Você a tinha agradecido dizendo-lhe que estava certo de que logo voltaria a nos encontrar. Mas ela, quase austera, respondeu de modo apressado que seria difícil. Tinha muitas coisas para fazer.

— Massimiliano me pediu de joelhos que ficasse, mas em Foggia deixei corações despedaçados: não posso mais fazê--los esperar... — revelou, nos deixando mais uma vez sem chão. Nas vestes de sedutora ainda não a havíamos imaginado.

Na realidade, nós sabíamos bem que a situação era outra: seu filho enfim a tinha expulsado de casa.

Todos sentíamos a sua falta e por muito tempo esperamos que voltasse. Mas fora a última vez que a vimos. Ainda assim, algo dela tinha ficado para sempre em nossas vidas. A nota desafinada que imediatamente havia reconhecido naquela estranha mulher tinha se revelado uma carta vencedora. Talvez não a tivesse ajudado a ganhar as polpudas somas que inventava, ao contrário, diversas testemunhas a tinham visto perder cifras consideráveis sem bater as pestanas, mas foi uma inesperada fonte de riqueza para todos nós. Como uma bruxa bondosa, dona Adelaide se divertiu em criar bastante confusão, contudo deixando-nos de presente uma pitada a mais de felicidade.

V
Uma deusa de peruca

Ainda revejo a cena. Estamos na cama. É tarde. Passou da meia-noite. Eu leio um livro de poesia, você um romance. Descobri há pouco a poetisa polonesa *Wislawa Szymborska* e fiquei admirado. Às vezes, recito algum verso em voz alta, e você fecha os olhos como se quisesse assimilar melhor.

"Sobrevivi a você sozinha e somente quanto basta para pensar de longe"

Entre tantas, esta poesia havia me marcado. Representa como nenhuma outra o total sofrimento pela ausência de quem você ama, que passa a ser ainda mais dolorosa se você recorda dos lugares onde foi mais feliz. São versos tão simples, porém profundos e verdadeiros que, também agora, enquanto recordo, um arrepio me transpassa o corpo de fora a fora.

— Qual é o título? — você tinha me perguntado. — *Adeus a uma vista.*

— Lê mais uma!

Como você gosta de ficar deitado embaixo das cobertas, enquanto eu leio em voz alta artigos de jornais, poesias, inteiros capítulos de romances. Uma vez você me confessou que lhe fazia voltar a ser criança, quando sua mãe, à luz de um tênue abajur, contava uma última fábula antes de você dormir.

Haviam-lhe dado de presente um grande livro de fábulas dos irmãos *Grimm*, com enormes ilustrações coloridas, e você nunca se cansava de escutar. Para mim a felicidade é essa, você havia me confessado, ficar entre os lençóis, meio adormecido, enquanto uma voz familiar me conduz por mundos distantes e misteriosos, sabendo que nunca me acontecerá nada de mal.

Estamos ainda ali, eu e você. Folheio devagar o livro de *Szymborska*, à procura de outros versos.

Mas é aí que, com um ritmo perfeito, o absurdo mais sublime faz sua aparição, interrompendo as nossas reflexões.

— Escuta! É aquele barulho outra vez! — você exclama de repente, apoiando uma mão sobre o meu braço para chamar minha atenção.

Fazia algumas noites que escutávamos aqueles golpes secos, repetidos, como se alguém estivesse martelando um prego na parede para colocar um quadro. Não sabíamos bem quando começaram, mas estavam se tornando um programa incômodo.

Toc. Toc. Toc. Toc. Toc.

Pareciam vir de fora.

Impulsionados mais pela curiosidade que pela irritação, fomos até a janela, abrimos vidros e persianas e olhamos para o pátio.

Recortada na luz fria do lampião do condomínio, uma figura se agitava em uma sacada a poucos metros de nós. É a Vera. Batia algo com força contra a grade. Parecia uma peruca.

Nos olhamos incrédulos. Como é que cabelos poderiam fazer aquele barulho?

— Amor, o que tem de estranho? Dou uns golpes para ajustar! Queria ver você!...Após aplicar silicone durante uma vida, fica dura como ferro, você sabia? Como ferro! — Teria sido a sua explicação no dia seguinte.

Vera é assim. Uma criatura que, até o fim, não renunciou a criar alvoroço de todas as formas, na boa e na má sorte. Agitando plumas coloridas, batendo cílios postiços, tumultuando na noite. Uma criatura capaz de irromper na vida dos outros com a energia de uma deusa guerreira. Porque ela, naquele seu modo canalha e cara de pau, excêntrico e marginalizado, possuía a inconsciente grandeza dos heróis solitários.

Por anos a encontrei pelas escadas sempre ofegante, voltando para casa ou indo para o — local de combate —. Deixava um rastro voluptuoso de *Madame Rochas*, seu perfume favorito. Batia ponto em uma estrada próxima ao anel viário, perto de uma passarela. Mas também trabalhava bastante em casa, quase sempre no início da tarde. A maior parte de seus clientes, na verdade, eram funcionários públicos com propensão a se divertirem na pausa para o almoço.

Muitos deles havia conseguido graças aos anúncios que colocava periodicamente no *Messaggero*. Mais de uma vez, a seu pedido, fui à sede administrativa do jornal para que os publicassem. Pois, mesmo que jamais admitisse, enfrentar os funcionários e suas grosseiras ironias a deixava desconfortável. Ela que de noite não tinha medo de nada, à luz do dia, naqueles ambientes friamente formais, dominados pela burocracia, sentia vergonha de si mesma.

Ainda a vejo diante de mim, nas noites frias de inverno, ao sair de casa toda arrumada. O curto casaco de pele lisa com as coxas bem à mostra, os sapatos enormes, calçava 45, com uma plataforma quilométrica, que havia comprado em Paris. Sempre levava junto um saco de carvão para fazer uma fogueira na estrada.

Quando veio morar na *Via Ostiense*, chamava-se Mário e trabalhava como coreógrafo no *Club Méditerranée*. Produzia shows *en travesti*, musicais, balés e espetáculos cômicos para divertir enxames de turistas nas casas de férias da Europa e não somente.

Motivo pelo qual falava perfeitamente francês e inglês. Durante anos gastou suas energias alegremente para a diversão alheia, até apurar que ser *trans* não era somente muito mais remunerativo, como bastante gratificante.

A sua foi uma descoberta muito casual. A trabalho, visitava localidades turísticas e a sede central em Paris. Acontecia, portanto, que durante as suas ausências deixava amigos cuidando do apartamento. Um deles, um belo dia, achou por bem sublocar os quartos a um outro tipo. Assim, quando Mário retornou do milésimo *tour* de trabalho, encontrou a casa ocupada por um desconhecido, que ainda por cima estava convencido de poder residir de forma estável. Voluntarioso e habituado como era em fazer-se respeitar, levou um segundo para se liberar do intruso e retomar a plena posse do apartamento. Não poderia, contudo, certamente imaginar que aquele tipo, naquele ínterim, tivesse publicado em um jornal uma série de anúncios nos quais oferecia os seus préstimos, na qualidade de massagista. O endereço fornecido obviamente era *Via Ostiense...*

Certamente, se quisesse, poderia esclarecer imediatamente o equívoco. Mas não o fez. Seduzido pela possibilidade de novas experiências, deixou, digamos, que as coisas seguissem o seu curso. E, com grande surpresa, descobriu o quanto aquela atividade era bem remunerada: tinha encontrado o modo de ficar rico se divertindo! E aí, dado que uma coisa leva a outra, acrescentou o próprio fetiche por *babydoll* e perucas.

Foi então por uma brincadeira do destino que, quase de um dia depois do outro, Mário se transformou em Vera, o *travesti* mais famoso de Roma. E quando, no final dos anos 80, o prédio havia sido colocado à venda, ela estava entre aqueles que puderam comprar o próprio apartamento. Nos tempos de ouro tinha ganhado muito dinheiro. Porém, havia gastado tanto quanto. E, no final, a única coisa que sobrou foi a casa.

Vera, de qualquer modo, sempre se virou. E nos piores momentos encontrou quem a ajudasse. Por diversos anos, todos os meses, por acordo tácito, dei-lhe 500 euros. Às vezes, até mais.

Quantas vezes olhamos pela janela e ela estava lá, você lembra? sentada na mesa do bar, na calçada em frente de casa. Pedia um cappuccino e era capaz de fazê-lo durar uma tarde inteira.

Às vezes, lançava impropérios irrepetíveis a um passante qualquer. Um dia a vi furiosa de maneira particular com uma mulher que morava no bairro, de rosto pálido e marcado, com grandes bolsas de compras em cada uma das mãos.

— De-pra-va-da!!! — *sibilava*, fazendo ressoar cada sílaba de maneira sinistra, tão logo a pobrezinha incautamente havia se aproximado dela.

Como soube mais tarde, a mulher vivia no prédio em frente e as suas janelas davam para as de Vera.

— Faz uma vida que me espia, aquela asquerosa! — ela me informou, encerrando o assunto

Às vezes, descendo as escadas tropeçava fervorosamente, e isso acontecia sempre sobre o nosso patamar. Atraído pelo estrondo, abria a porta de casa e ali estava ela, apoiada na parede enquanto massageava a panturrilha de ciclista.

— *Pobre de mim, pobre de mim!* — se lamentava.

Era o seu modo, discreto, para me lembrar que ainda não lhe havia dado o dinheiro do mês.

Quando a apresentei para você, ela já havia passado dos sessenta anos. Se dependesse dela, teria continuado a bater ponto todas as noites. Ainda publicaria os anúncios no *Messaggero* e teria recebido clientes na pausa de almoço. O problema é que sua "mercadoria" havia se deteriorado.

Aos quarenta anos, porém, brilhava. Cada festa, local, evento, decolava quando, uma certa hora, nunca muito cedo, chegava ela, em todo o seu esplendor. Indulgente consigo mesma e impiedosa com todos os outros, *cara de pau*, havia conquistado o próprio espaço no mundo e não estava nem aí para quem, ao contrário, e não eram poucos, a via como fumaça nos olhos.

Trazia dentro de si uma chama inextinguível, um ardente desejo de aventura que a levava a flertar com o perigo, sem parar. Contudo, a sua vida precedente também foi marcada pela transgressão. Nascida em um pequeno vilarejo do *Agro Pontino*, fugiu de casa aos quatorze anos para ser dançarino, sonho que mais tarde a teria levado até Paris, aos cafés--concerto das *drag queens* e, depois, finalmente, ao *Club Mediterranée*. Se você pensar, a sua história tem algo de paradoxal: somente quando Vera decidiu não tirar mais as roupas de cena, pôde ser ela mesma. E uma vez mulher, conquistou o centro do palco da vida.

Se a fizessem mal, sabia ser vingativa como uma deusa primitiva. Ainda assim, em algumas circunstâncias, além das camadas de maquiagem, embaixo daquela pele dura como couro, áspera e bronzeada, o seu coração podia se tornar surpreendentemente macio e delicado, como a gema de um ovo.

Divertia-se em seduzir batalhões de devotos pais de família com as suas provocações e conseguia até mesmo se livrar de um bando de agressores homofóbicos, com alguns golpes bem precisos entre os testículos. Mesmo assim, a ela bastava receber uma ligação de casa ou, pior, um convite para uma ocorrência familiar para cair no mais profundo desespero.

Nunca havia dito nada aos pais, uma família simples e tradicional de agricultores há diversas gerações. Tinha ido embora como um jovem homem, e como tal para eles havia permanecido.

Para sua sorte, o contato com os pais era raro e, de sua parte, não fazia nada para estimular. Naquelas poucas vezes que recebia notícias de casa, porém, toda sua segurança caía por terra. Transformava-se em um pintinho perdido e choramingão.

Foi o que aconteceu quando sua mãe lhe informou que em breve uma prima se casaria. Vera, aliás, Mário, tinha sido convidado ao casamento. Mesmo entre mil aflições, até então, havia superado ocasiões similares voltando simplesmente a se vestir como homem. Nesse ínterim, porém, algumas coisas haviam mudado. A começar pelos seios. Vera os havia refeito há pouco e os exibia mais impetuosamente que nunca.

— Se eu não for é pior. Eles podem suspeitar de algo; virão até aqui e me descobrem! — Gemia desesperada.

A sua maior preocupação era desiludir Enzo, o amadíssimo sobrinho, um garoto de cerca de vinte anos, que lhe pedia dinheiro continuamente. Vera falava sobre ele com frequência e com adoração. Uma vez foi capaz de mandar-lhe 1 milhão de liras como presente de aniversário.

Estávamos, nem precisa dizer, no terraço, sob o agradável sol de um domingo de início de primavera. Havíamos reunido o consenso dos amigos para encontrar uma solução. No final decidimos por unanimidade que teria de se vestir como homem. O peito, apesar de tudo, não era um problema insolúvel.

O casamento era no sábado seguinte. Aquele dia Valério e eu acordamos ao amanhecer para ajudá-la a se preparar. Um amigo enfermeiro no hospital *Gemelli* nos deu uma atadura elástica com a qual enfaixamos os seios tão apertados que ela teve medo de não conseguir respirar.

Valério lhe emprestou o traje completo escuro que tinha comprado para a festa de formatura e que nunca mais usou. O terno estava justo nos ombros e a calça um pouco comprida, Valério era ao menos 10 centímetros mais alto, porém, na totalidade poderia dar certo.

O outro problema eram as sobrancelhas depiladas, que Vera redesenhava usando o *kajal*. E, além disso, teria que renunciar à peruca, o que estava além dos seus limites de tolerância.

Depois de incontáveis provas e crises de choro, optamos por um par de óculos escuros e um chapéu de abas largas tipo *Borsalino,* sempre de Valério, o elegantão do grupo. Ficou com eles o tempo todo, até mesmo na igreja, ao custo de parecer mal-educada e até mesmo desrespeitosa, declarou Vera com voz de mártir. Por segurança, para não dar tanto na vista, a aconselhamos que durante a cerimônia se sentasse nos últimos bancos, lá no fundo. Aliás, talvez poderia se limitar a fingir entrar para depois espiar do adro.

— Como estratégia de defesa, você poderia levar um saquinho de arroz, para jogar na cara de qualquer um que lhe olhe com suspeita — disse irônico. Sequer me respondeu.

As bodas seriam celebradas em uma igrejinha pouco distante do vilarejo. Vendo-a tão agitada, me ofereci para acompanhá-la de carro. Havia recém-comprado um *Cinquecento* usado e estava orgulhoso. Naquele período, eu estava bem financeiramente. Além de realizar mil trabalhinhos à espera da minha grande ocasião como diretor, tinha retomado a pintura, uma paixão da adolescência e, graças ao interesse de um moldureiro que ajudava meio período, estava vendendo muitos quadros.

Quando deixei Vera diante da igreja, a vi caminhar com um passo rígido, quase marcial, na tentativa de manter sob controle o habitual rebolado, e tive pena dela.

Voltei para buscá-la à noite. Não falou sequer uma palavra durante toda a viagem. Tinha uma terrível dor de cabeça, me informou sem tirar os óculos escuros nem o chapéu.

Durante dias ficou de péssimo humor. E ai de quem perguntasse sobre o casamento.

— Um suplício! — limitava-se a gritar. Seguiam-se ultrajes coloridos. Impossível saírem outros daquela boca.

Depois de algumas semanas, porém, deixou escapar qualquer coisa. Na prática, não havia aberto a boca durante todo o dia, tamanho era o medo de trair-se mesmo somente com o timbre da voz. Quanto mais ficava calada, mais os outros pareciam esforçados em fazê-la falar.

Pais, tios e primos a tinham atormentado com tantas perguntas. *E que trabalho faz agora? Mas por que nunca vem nos visitar? E por que não veio para o aniversário da vó?* Mas ela, contrita na sua dor, não havia inspirado. Os óculos sobre o nariz e o chapéu caído sobre a testa, como um gângster de um filme americano dos anos 30.

Não muito tempo depois, o adorado sobrinho chegou sem avisar. Era de tarde e Vera recebia em casa. Por uma artimanha do destino, a chegada do garoto tinha coincidido com o intervalo entre uma prestação e outra, por isso, antes mesmo dele poder se anunciar no interfone, um cliente habitual ofegante e envergonhado, deixou-o entrar para só então se perder entre os passantes.

— Entra querido, estou toda excitada — Vera deveria tê-lo recebido toda insinuante, aparecendo com um *babydoll* transparente no vestíbulo, que também servia de alcova. E ao se virar para ele, já exibia o tarifário.

Era a fórmula com a qual cumprimentava automaticamente todos os clientes, homens em sua maioria horrendos, que ela amava maltratar tanto quanto eles gostavam de ser desprezados.

Quando o rosto redondo de olhar obtuso de Enzo emergiu da penumbra do patamar, ela correu para se refugiar no quarto dos fundos, trancando-se à chave.

Tremendo, encostou a orelha na porta e, esperando que o sobrinho fosse embora, ouvira-o chamar:

— Senhora! — E, depois de alguns segundos de silêncio:

— Me desculpe, esqueci o dinheiro! — E, por sorte, foi embora.

Aterrorizada pela possibilidade de encontrá-lo diante do capacho em paciente espera, naquele dia permaneceu trancada em casa sem abrir para mais ninguém. À noite não foi para a rua, ela que era capaz de bater ponto mesmo com febre de cavalo.

Na manhã seguinte, antes das nove, bateu à minha porta. Mal pude abrir e ela já estava dentro da cozinha, olhando ansiosamente atrás dos ombros. Usava óculos escuros e um roupão que a cobria até os pés. Era uma máscara de desespero.

— Talvez não tenha lhe reconhecido — me atrevi a dizer com sensatez, procurando tranquilizá-la. — Além do mais, faz anos que lhe vê vestida como homem!

— Ela imediatamente parou de se lamentar, enxugou as lágrimas com a mão maciça, as unhas em tom vermelho sangue com o esmalte um pouco estragado aqui e ali, abaixou a voz e, com a prontidão de uma caixa que lhe diz o preço a pagar, me sussurrou:

— Sabia que você é realmente tolo? — Vera é assim, e foi assim até o final. Seguia em passo apressado na vida que havia escolhido cambaleando sobre os saltos, mas com os pés bem firmes no chão, o peito de fora e a bunda empinada.

Havia empreendido em um caminho difícil, tinha escorregado inúmeras vezes, foi jogada à terra, tinha recebido e tinha dado. Amava o lado perigoso da cidade, quando cai a noite mais escura. Um mundo de carros que vai diminuindo a velocidade para parar na beira da estrada, de caçadores desconhecidos, de presas que estabelecem o preço a pagar, de fogueiras acesas que iluminam o vapor que sai da boca, junto com as palavras.

— *A'bbella*, quanto você quer? — Iluminada pela luz trêmula do seu fogaréu tribal, Vera, as mãos na cintura, mamilos duros por baixo do top de filó e *strass*, tinha de várias cores, lilás, laranja, azul, cobre... defendia a sua porção de calçada, como um tigre na jaula pronto para atacar.

Voltava ao amanhecer, destruída. Ressurgia no final da tarde, depois da sessão — prostitutas donas de casa — Sem maquiagem, de pantufas, envolvida em seu roupão rosa ornado com fitas e babados, a sua ideia de elegância, aparecia na sacada com uma vassoura na mão e o cigarro entre os lábios como uma dona de casa excêntrica.

De vez em quando, em seu merecido descanso era perturbada pelos rumores do dia, alguém que gritava no pátio, uma moto que estrondava pela avenida. Abria uma janela e protestava com a veemência de uma honesta cidadã, ofendida na própria dignidade.

— Trabalhei a noite toda com as pernas de fora, terei o direito de repousar, não? — gritava, com o decote do robe bem alinhado.

Às vezes, falava sozinha, outras à gata Mimi, uma nuvem de pelos cândidos, dos olhos azuis de porcelana, que um cliente apaixonado lhe havia — dado — Ao menos assim ela dizia.

— Amor, veja o que se ganha por ser muito bondosa! Eles lhe 'dão' um gato e você tem que cuidar! Uma outra boca para alimentar, estou lhe dizendo! Você não sabe o quanto come. — Ela se lamentava, mas era somente uma cena. Na realidade, adorava a sua gata.

Mesmo quando os clientes tinham começado a diminuir e os negócios a cair drasticamente, todos os dias Vera comprava para Mimi figadozinhos de frango no açougue e gastava cifras exorbitantes no *pet shop* do bairro em refinadas embalagens de patê, tiras e cubos de salmão e camarões.

Um dia, ouvindo um miado desesperado, fui até a janela. Era Mimi, sozinha na sacada. Chorava de modo desolador, olhando fixo diante de si. Pensei que Vera tivesse saído, esquecendo-se do animal. Olhando melhor, todavia, entrevi além dos vidros o inconfundível perfil em robe e peruca. Estava gesticulando, como se quisesse tranquilizar a felina.

— Amor, ela precisava tomar um ar, tinha vomitado! — me explicou depois, incrédula que eu lhe fizesse uma pergunta sobre um tema tão óbvio. Para ela — tomar um ar — tinha se transformado em uma autêntica panaceia. Funcionava com todos, homens e gatos.

Aquela lamúria tinha durado ao menos meia hora. Não sei se foi benéfico para a pobre Mimi, fato é que vivera, felizmente, ainda por muitos anos.

Em sua versão vespertina, dona de casa e burguesa, Vera se transformava em uma transmissora de sabedoria antiga sob a forma de conselhos. Eram completamente despropositados, mas ilustrados com tamanha segurança que à primeira vista pareciam absolutamente sensatos. Uma outra fixação sua em relação à saúde, por exemplo, era que se você ficasse doente, deveria comer.

— Eu estava em pedaços, tive até febre, preparei dois sanduíches de mortadela — dizia, como se fosse a coisa mais lógica naquelas circunstâncias. Quanto ao caldo de galinha, era inclusive — um antibiótico natural — E não era ela a afirmar, e sim — a nata dos médicos — Os seus conselhos eram muito práticos:

— Ficou gripado? Pega uma coxa de galinha e bota pra ferver — Na realidade, sempre suspeitei que ela se divertisse um pouco às nossas custas. Como uma criança que pede o impossível, para entender até onde se pode fazer pressão para colocar à prova o amor dos próprios pais, Vera sondava a nossa disponibilidade em dar-lhe sempre razão. E, definitivamente, a acreditar em sua personagem, em tudo que fizesse ou dissesse.

O tempo quase nunca é piedoso com quem não se preserva, e tampouco foi com ela. Ano após ano, envelheceu, enquanto a sua peruca endurecia, já reduzida a um amassado de silicone, pó, base, suor e cabelos:

— Amor, são de verdade, e não de plástico, e você não faz ideia de quanto custaram! — Sua passagem foi uma saída de cena silenciosa, sem pré-aviso, aos sessenta e nove anos. Um infarto no meio da noite. Foi Fúlvio que a encontrou, um amigo que às vezes dormia lá.

Estava de bruços na cama, como se estivesse descansando.

A polícia também veio: a morte de uma *trans* logo levanta suspeitas. Levaram-na embora em um *saco*. — Naquela manhã chovia forte e nós, você lembra? — da janela, com o coração despedaçado, assistíamos à cena, enquanto quatro encarregados a colocavam no furgão. A poucos metros, as mesinhas onde ela havia passado tantas horas nos últimos tempos pareciam saudá-la com melancolia. Por um momento, me pareceu ver também a sua xícara com o cappuccino. Quem sabe tenha ido um momento ao banheiro para — se refrescar —, pensei. Talvez agora volte.

Naquela noite você dormiu como uma pedra, enquanto eu não tinha pregado os olhos. Mimi, que pegamos na emergência, tinha miado sem parar, dando voltas pela casa desorientada, à procura da dona. Era somente um abrigo provisório, a nossa vida "nômade" nunca nos permitiu ter um animal. Quando Fúlvio, que tinha se oferecido para cuidá-la, chegou com a caixa de transporte, Mimi entrou ronronando com confiança.

Após ter experimentado todo tipo de transgressão aos princípios cristãos, nos últimos anos Vera tinha se reaproximado da igreja. Nunca falava disso, mas eu sabia que muitas vezes, nas suas voltas vespertinas, ia até a paróquia na *Via del Gasometro*, onde parava para rezar e acender uma vela. O velório estava lotado. Amigos, vizinhos de casa e do bairro, muitíssimas pessoas da comunidade *gay* romana. Dos parentes, todavia, não veio ninguém. Somente Enzo, o adorado sobrinho, deu as caras.

— Ontem nossa irmã Vera nos deixou —, começou o padre Júlio, iniciando o rito. E com estas simples palavras instilou calor e consolação em nossos corações doloridos.

Um outro, no seu lugar, poderia ter transformado aquela triste ocasião em mais um suplício, em uma vã celebração da hipocrisia. Ele, ao contrário, deu a entender a todos, caso alguém ainda tivesse dúvidas, que naquele dia estávamos ali para honrar e respeitar uma amiga, que durante a vida inteira tinha somente procurado ser ela mesma.

A um certo ponto, do fundo da igreja, se levantou um certo burburinho. Um grupo multicolorido de *trans*, visivelmente determinadas a se mostrarem, havia se acomodado nos últimos bancos. Algumas estavam montadas como se fossem a uma improvável estreia hollywoodiana de um filme à luz vermelha; outras, emolduradas com dificuldade em um *tailleur* tom pastel, exibiam chapéus espalhafatosos que nem mesmo a rainha da Inglaterra ousaria usar. Em resumo, um time de primeiras-damas à procura de 15 minutos de fama, obrigadas a assistir ao triunfo alheio. Pior, à celebração da pioneira, da guia espiritual de todas elas, daquela que primeiro conseguiu sair da sombra da noite para se transformar em um ícone da transgressão também à luz dourada dos salões *radical-chic*, entre fofocas picantes e taças de champanhe.

Ouvir até mesmo um padre homenageá-la era realmente demais.

— Uma pessoa tão altruísta, sempre se dava para os outros... — continuou o padre.

As *trans* invejosas, já prontas com seus lencinhos, agora riam. Os duplos sentidos abundavam. Indescritíveis anedotas eram lembradas em voz baixa.

— Nunca fechou a porta na cara de ninguém, nunca se negou a... —, prosseguia intrépido o sacerdote, entre crises de choro e de riso contido.

Você me deu uma cotovelada de leve e, embora tristes, nós também não pudemos evitar de sorrir. Vera, ao contrário, teria ficado inabalável gozando secretamente da inveja alheia, que exibiria no decote como uma medalha.

A cerimônia já chegava ao fim quando padre Júlio, pegando todos meio de surpresa, perguntou:

— Alguém gostaria de dizer algumas palavras? — Ninguém havia preparado um discurso para a ocasião. Subi ao púlpito onde estava posicionado o microfone e me dirigindo diretamente a Vera, improvisei uma breve despedida. No final, me comovi e as minhas palavras saíram trêmulas e desajeitadas.

Percebi que diversos amigos assoavam intensamente o nariz.

Depois de mim Valério falou, e o seu discurso também foi tocante.

Por alguns instantes ficamos em silêncio. Padre Júlio estava passando às últimas fases do rito, quando um barulho de salto alto veio do fundo. Uma trans enorme, quase correndo, também subiu ao púlpito para tomar a palavra.

Vê-la ali, posicionada diante do microfone, entre o altar, o grande crucifixo de prata e um afresco de Nossa Senhora, fazia um certo efeito. Os volumosos cabelos cor de berinjela estavam amarrados em um rabo alto. Estava com um vestido vermelho plissado no avantajado decote assim como no abdômen, que tentava inutilmente cobrir, com planejado pudor, colocando sobre os ombros um xale dourado. Completava o modelito um assustador par de botas de limpador de chaminés.

Depois de ter fixado longamente o inesperado público, quando ela teria uma chance como essa novamente? tirou lentamente o microfone da base. Por um momento temi, quem sabe porque, que iniciasse a cantar.

Ficamos alguns minutos sem respirar, até que ela gritou a plenos pulmões:

— Obrigada! — E calou. Por que tinha agradecido? O que teria dito agora? Mas a *trans* se limitou a repetir outras duas vezes — Obrigada! — mudando o tom, primeiro extasiado, depois dramático, como se estivesse colocando à prova seus dotes de interpretação. Desceu correndo, quase tropeçando entre os bancos, até seu lugar. No entanto, pela igreja se difundiam as lancinantes notas de *La vie en rose* cantada por Edith Piaf, como Vera gostaria.

Quando nos encontramos no adro, estávamos todos comovidos. Junto com Vera foi-se um pedaço das nossas vidas.

As *trans* também enxugavam as lágrimas, enquanto usavam óculos de sol com armações incrustadas de *strass* e *Swarovski*.

Sei o que você gostaria de dizer: a vida, por sorte, continua a semear punhados de leveza também nos momentos mais tristes. E, é verdade...

Havíamos nos despedido dos amigos e íamos para casa, que era perto, lado a lado com o coração partido. Quase em frente à confeitaria de grandes vitrines cheias de bandejas com chocolates e bolos, algumas buzinadas chamaram a nossa atenção e um *Panda* maçã-verde nos superou queimando pneu.

— Tchaaaaau! — Eram algumas *trans* que poucos minutos antes havíamos deixado às lágrimas, e que agora se acotovelavam na janela nos saudando alegremente, como se tivéssemos ido a uma festa.

Uma vez Vera me confessou que gostaria de ser cremada. Foi há um século, antes de conhecer você. Ainda era jovem, mas naquele tempo acontecia de se pensar na morte às vezes. Os tratamentos que mantêm a *Aids* sob controle ainda não haviam sido descobertos e o vírus seguia dizimando vidas entre nossos amigos. Não foi o temor do contágio, todavia, a inspirá-la, mas um programa radiofônico. Tratava-se, na realidade, de uma apresentação sobre *Maria Callas*.

Desafiando os princípios da Igreja greco-ortodoxa à qual era fiel, a cantora havia determinado ser cremada e que as cinzas fossem jogadas no mar *Egeu*. Vera tinha ficado encantada com uma saída de cena tão espetacular. O mar grego, o sol que arde, a lancha que corta as ondas. E então, seus restos, como pó de estrelas, esparsos sobre águas cintilantes. O que mais se poderia desejar?

Retomou o argumento somente uma outra vez, muitos anos depois. Como fazia todos os meses lhe havia dado um pouco de dinheiro, e aquela vez era mais do que o habitual. Sabia que precisava. Ela, pegando as notas, percebeu na hora e começou a chorar de gratidão. Depois me disse:

— Amor, quando eu morrer você tem que me queimar — Levei alguns minutos para entender que com aquela frase tinha a intenção de me recordar que queria ser cremada. Procurei quebrar o gelo dando uma de espirituoso.

— Desculpa, mas realmente não é possível! — observei.

— Com você não será possível — disse, me afastando. — Trariam de volta três quilos de silicone, e nenhuma cinza! — Um chinelo passou de raspão pelas minhas costas.

A funerária que fez a cremação nos entregou a urna alguns dias depois. Para cumprir o nosso dever e realizar o último desejo dela não era preciso ir até a Grécia. Teríamos ido ao Buraco, no litoral romano. Era preciso, porém, um belo dia. Quase para nosso despeito, em vez disso, naquela semana o céu permaneceu coberto com um espesso manto de nuvens. Parecia que estava sempre para chover. Verificávamos continuamente a previsão do tempo, à espera de que o sol voltasse. Finalmente chegou. Assim, uma tarde, reencontramo-nos entre poucos amigos para o último adeus.

Fomos a *Ostia* com o carro de Valério. Naquele dia você estava particularmente triste e taciturno. Você não era ligado a Vera por anos de amizade como nós, mas fazia pouco que havia perdido seu pai e estava revivendo a mesma dor.

Poderíamos ter colocado a urna no capô do carro, mas tivemos a absurda preocupação de que poderia se abrir com as vibrações do motor. Assim, viajei com aquela caixa de metal no colo, segurando-a entre as mãos como se fosse um objeto perigoso, prestes a explodir.

Lembra da dificuldade que tivemos para abri-la? Eu estava tenso como um violino, os joelhos tremiam, os dedos pareciam desprovidos de força.

Estacionamos diante de uma barraquinha fechada. No ar havia um cheiro de maresia de inverno. A praia estava quase deserta. Além de nós, as únicas presenças eram um homem e seu cachorro, que corriam distantes. A água estava cinza e um pouco encrespada por pequenas ondas nervosas.

Quando fomos para à beira do mar, de repente, o vento aumentou e em um segundo as cinzas voaram sobre nós.

Você gritou e eu, horrorizado, dei um pulo para trás, mas Valério não, ele reagiu como se fosse um sinal ultraterreno. Mesmo reduzido ao pó, o fantasma de Vera procurava um último abraço, antes de voar embora.

— Eu lhe beijo Vera! — gritava Valério, agitando os braços no ar e pulando enlouquecido na areia.

Naquele ponto, nós também nos soltamos e juntos improvisamos uma dança liberatória e infantil.

Por encanto, toda tensão desapareceu. E enquanto lutávamos contra o vento, procurando a direção correta para entregar Vera àquelas ondas nas quais por tantos verões tinha fingido nadar, ajoelhando-se a um metro da beira, o pescoço duro para não molhar a peruca, nos sentimos finalmente em paz.

Aflitos, sim, mas em paz. Ela tinha ido embora, mesmo assim a nossa cara, velha amiga ainda estava ali conosco, mais viva do que nunca.

De volta ao carro, não paramos de falar durante toda a viagem de retorno.

Lembramos das recordações mais divertidas. Daquela vez que tinha enfaixado o peito para encontrar seus pais. Daquela vez com o seu sobrinho. Daquela vez... E ríamos até chorar. Acho que nunca lhe disse, mas a um certo ponto parece que senti seus ossos agudos contra minha pélvis, como se estivesse sentada ao meu lado e quisesse abrir espaço. E a ouvi rir conosco, pela primeira vez em toda sua vida.

98

VI

O presente mais lindo

— Você está com sede? Na mochila que está entre suas pernas tem uma garrafa de água. Se quiser eu paro, assim nos esticamos um pouco. Não estamos atrasados para o nosso compromisso. Ninguém está nos esperando. Ninguém nos dirá que levamos pouco ou, talvez, muito tempo para entrar no vale e escalar as montanhas. Ninguém vai ser dar conta se chegaremos dentro de uma hora ou em um mês. Ninguém.

O meu trabalho, você sabe, é contar histórias. Não as invento, me limito a reconstruí-las. É assim que eu gosto de pensar. Recolho discursos ouvidos no trem, pedaços de pano, pedras coloridas, sonhos de olhos abertos. Como um artesão paciente, observo-os atentamente de todos os lados, procuro os pontos de conexão, as aderências, os contrastes, as harmonias. Assim costuro as minhas tramas, absurdas e necessárias como a própria vida. Procuro tesouros escondidos no fundo das gavetas, antigos segredos de família que aqueles diretamente interessados nunca descobrirão. Mergulhados nas preocupações cotidianas, eles não sabem que, se naquele dia tivessem perdido o ônibus, teriam encontrado o amor que ainda estão procurando. Que, se não tivessem ignorado um certo telefonema, hoje estariam do outro lado do mundo. Não têm a mínima ideia de terem sido os destinatários de um e-mail urgente que poderia ter mudado a existência deles e que, ao contrário, perdeu-se na pasta errada. Não sabem que para cada decisão sofrida, uma outra, independente da própria vontade, já foi tomada.

Observo os seus movimentos do alto, cada manobra secreta do destino. O beco atrás de casa onde não há nenhuma janela, a reunião a portas fechadas, as angústias de amor do garoto que trabalha no posto de gasolina, a noite de sexo que fez a garçonete chegar ofegante e atrasada ao bar esta manhã.

Às vezes, admito, me divirto em maquiar algumas cartas. Provoco tempestades sem nenhum sopro de vento, transformo oceanos em lagos vulcânicos, torno agradável qualquer inverno gélido.

Observo os seus movimentos, cada manobra secreta do destino e tenho a ilusão de poder governá-lo.

Você sabe, contudo, quão efêmera é a minha ilusão. Nunca me senti um deus onipotente. E não tenho tampouco a arrogante presunção de quem olha um formigueiro de cima, dividido entre a curiosidade e a vontade de destruí-lo com um chute. Nesse caso, olho-o com encanto, determinado a protegê-lo, preservá-lo. Eu também sou uma formiga entre bilhões de formigas, mas construí uma pequena colina imaginária, da qual observo o entorno e conto aquilo que vejo. É assim que me sinto. Uma minúscula formiga em um planeta imenso, capaz de percorrer quilômetros para conquistar uma migalha de pão.

Observo-lhe com o canto do olho. Você sabe que é a minha migalha de pão.

Escrevendo e fazendo meus filmes sempre satisfiz a minha necessidade de felicidade. Por isso, hoje que posso me permitir, reflito muito antes de aceitar um trabalho comissionado por outros. Nunca poderia me dedicar a algo que não acredito, onde não reconheço ao menos uma pitada de mim. E é por isso que raramente aceito fazer *spots* para publicidade, apesar da obsessão em me cortejar. Muitas regras, muitas condições. E quantas discussões em casa, quando perguntava a sua opinião sobre uma proposta aparentemente tentadora, mas que não me convencia completamente. Curioso e entusiasta como sempre foi, você me encorajava a tentar mesmo assim, enquanto eu resistia. Valeria realmente a pena? Teria a possibilidade de me expressar, ou seria forçado a me submeter a indicações alheias, longínquas da minha sensibilidade?

Me perguntei também naquela ocasião, quando uma importante agência me contatou para a campanha de lançamento de um novo perfume. Se no final aceitei, foi também por mérito seu. Por que não, você me dizia. Disso poderia vir algo de belo. Pois é, você tinha razão.

Se tivesse recusado aquele convite não teria conhecido Rossella. E se ela não tivesse entrado em nossa vida, teríamos perdido algo inestimável, agora eu sei.

Por trabalho, encontra-se muitas pessoas. Rostos e nomes que, quase sempre, desaparecem um minuto depois de serem apresentados. Entre tantos, porém, alguns permanecem impressos. E algum outro lhe marca até mesmo de um modo não comum, como se uma luz o iluminasse de dentro, deixando todos os outros na sombra.

Em nosso primeiro encontro, na sede da agência, uma antiga fábrica reformada onde dominavam as cores do mar, Rossella me impressionou imediatamente por sua personalidade forte, embora discreta. Os olhos grandes, apesar de marcados por uma ponta de melancolia, o sorriso doce, a pele transparente, os cabelos loiros e crespos: tudo nela emanava generosidade e inteligência. Deveria me ajudar a escrever a trama: foi suficiente olhá-la e trocar duas ideias para entender que as minhas ressalvas não tinham motivo. É raro ter uma sintonia instantânea com um desconhecido, mas conosco tinha acontecido.

Naquela noite falei dela com entusiasmo para você. E somente umas duas semanas depois Rossella já estava aqui, sentada à grande mesa da cozinha para um — jantar de família —. A nossa grande família alargada. Estavam Valério, naturalmente, e os outros amigos mais queridos, aqueles com os quais há anos já compartilhávamos tantas emoções.

Alessandro, que é dentista e é tão lindo e fascinante; por um tempo o amei muito e continuarei sempre a querer-lhe bem. Roberto que, por sua vez, é o nosso médico de confiança. Quantas vezes lhe telefonei, hipocondríaco como sou, por uma meia linha de febre, ou porque pensava estar com a pressão muito baixa. Se fossem só esses os problemas, você me dirá. É, se fossem só esses... Muitas vezes penso que alimentamos pequenos medos para não pensar naqueles grandes. Mas Roberto nunca fez distinções: sempre me escutou com paciência, me tranquilizando, me animando e encorajando. E ainda havia José, que há uma vida trabalha para o cinema, hoje trabalha com *casting*; que chamamos de *Flash Back*, por sua mania de guardar muitos segredos que pontualmente nos revela, alguns anos depois, reabrindo surpreendentes fendas no passado. Por fim, Stefano, que raramente consegue vir, sempre cansado, quase morto de tanto trabalhar no restaurante em que é cozinheiro, das sete da manhã às sete da noite.

Chegou a ter um restaurante em Cremona, sua cidade, mas algo não deu certo e ele perdeu tudo. Arregaçou as mangas, veio para Roma e recomeçou do zero. Quando se faz presente, nos contagia com a sua coragem.

Entre nós, nos chamamos de — Múmias —. Não lembro mais quem começou pela primeira vez. Somos um clube muito exclusivo, porém pronto a acolher de braços abertos quem nos agrada. Como Rossella, por exemplo, que já se transformou em um membro honorário, a nossa — Mumiazinha —. Vegetariana convicta, a sua chegada trouxe uma pequena revolução aos nossos jantares. A mesa se encheu de verduras como nunca havia acontecido. E nada dos habituais legumes translúcidos de supermercado, mas maravilhosos produtos da terra, cheios de cores e substâncias nutritivas. Abobrinhas com flores graúdas, pequenos pimentões saborosíssimos, abóboras que parecem roubadas de ilustrações de uma fábula e, além disso, aipos, couves-flores com estruturas complexas, cenouras recém-colhidas da horta.

    Desde aquela primeira vez, a cada convite Rossella habituou-se a trazer um presente. E se não são ramos de ervilhas ou uma cesta de beringelas e tomates *pachino*, são quitutes feitos por ela, uma torta de farinha integral, um bolo de beterraba e ricota, uma calda de rosa. E nós, assíduos comedores de bistecas, desde que bem passadas, fomos conquistados.

    Quando havia intuído em seus olhos um brilho de tristeza não me enganara: Rossella tinha uma inquietação. Há muito que desejava com todas suas forças um filho, mas não queria uma família tradicional, um homem junto de si. Me confessou uma noite, diante de uma garrafa de vinho tinto. Já nos conhecíamos há um bom tempo e depois da primeira vez tínhamos trabalhado juntos em outras ocasiões. A última havia sido somente poucos meses atrás.

    Estávamos festejando porque o nosso *spot* tinha ganhado um prêmio, mas de repente ela começou a falar de questões pessoais. Até mesmo para uma mulher tão reservada como ela, era chegado o momento de abandonar-se às confidências. Hoje tem uma companheira, uma família, mas naquele tempo estava sozinha: uma mulher solteira, com um instinto materno que a cada dia se fazia sempre mais forte, mas que a sociedade, opondo-se à natureza, não parecia disposta a acolher.

    Formar uma família, almejar um projeto de vida e de afeições. Colocar no mundo e criar os filhos, sendo para eles pais primorosos. Ter o direito de amar quem você ama, na boa ou na má sorte, e não só no segredo das paredes domésticas, mas diante da lei, em cartório assim como em um quarto de hospital. O que há de mais justo? Por que tudo isso deveria ser negado a quem tem a única — culpa — de amar uma pessoa do mesmo sexo? E por que deveria ter menos direitos que os demais? Por que deveria existir somente um tipo de amor, quando tantos outros nascem, diferentes e especiais ao mesmo tempo, todos os dias? Enquanto me questiono me veem à cabeça os belíssimos versos *de Rosita Vicari*.

Se souberes estar comigo, e pudermos ser diferentes... Então será amor e não terá sido em vão esperar tanto.

A citá-los foi o prefeito de Roma, quando celebrou no *Campidoglio* os primeiros casamentos entre pessoas do mesmo sexo. Ou, melhor, as suas transcrições oficiais, visto que já haviam sido validados no exterior, em países onde as uniões civis não são um privilégio de alguns, mas um direito reconhecido para quem se ama, independentemente do gênero ao qual pertence. Se tivesse tido a chance, eu também estaria em meio àquela multidão que correu para festejar aqueles homens e mulheres fabulosos, tão cheios de amor. Teria levado você comigo segurando a sua mão para não lhe perder, e teríamos festejado junto com eles.

Não deve mais acontecer que, enquanto o companheiro de uma vida inteira definha na solidão, entre os sofrimentos da doença, você seja rejeitado entre os visitantes em uma sala de espera anônima porque alguém diz que para ele você não é ninguém. E enquanto você está ali, atormentado pela angústia, sem poder fazer absolutamente nada a não ser esperar pela sensibilidade de um médico ou de um enfermeiro, chegam os seus familiares, mesmos que sempre o julgaram, e passam em frente, olhando para você de cima a baixo como um lixo. Essas palavras saem da minha boca como um rio em cheia, tamanha é a amargura que essas situações me suscitam.

Conosco não, não aconteceu. Nós tivemos sorte. E não digo com ironia: até mesmo nos piores momentos, tivemos uma boa estrela que, lá de cima, nos protegeu, mantendo-nos juntos.

Mas a quantos amigos, ao contrário, aconteceu e ainda acontecerá? Um acidente banal, uma corrida na ambulância com as sirenes ligadas, uma vigília no pronto-socorro à espera do médico de plantão, uma operação mal realizada. E todas as coisas mudam.

 Somente no segundo brinde, Rossella teve coragem de me pedir claramente. Se eu a ajudasse, se tivesse consentido em ser o pai biológico de seu filho, ela seria a pessoa mais feliz do mundo. O ginecologista tinha sido claro: quanto mais o tempo passava, menos probabilidades haveria de engravidar e levar uma gestação alegremente até o fim. O relógio biológico era indiferente a leis, proibições e restrições.

 Fiquei sem palavras. Não digo que a ideia de ter um filho nunca passou pela minha cabeça, mas estava arquivada com a etiqueta de impossível. Para mim era um discurso encerrado, aliás, jamais aberto seriamente. Fui sincero com ela imediatamente, ao custo de ser brutal. Expliquei-lhe que o seu era um pedido enorme. O instinto paterno é sem dúvidas menos visceral em relação ao materno, mas você o deve sentir. Não é uma função que se pode colocar na modalidade — *on* — somente porque uma amiga lhe pede. É preciso que se tenha já acendido por conta própria, dentro de você, antes que um fator externo qualquer lembre de sua existência. Não é suficiente sentir uma ternura genérica por crianças, ou contentar-se com a ideia de ter um herdeiro, alguém em cujas veias corre o seu mesmo sangue. Colocar um filho no mundo é uma grandíssima responsabilidade. É preciso ser realmente muito jovem ou inconsciente para tê-la. E eu não era mais tão jovem, e inconsciente, ao menos a esse ponto, nunca tinha sido.

 No início, ela ficou mal. Apesar de se preocupar em me explicar que entendia completamente as minhas razões e que, ao contrário, desculpava-se por ter me pedido, a sua voz tinha ficado tênue. — Sabe, você foi o primeiro a quem perguntei... gosto tanto de você... nunca me perdoaria se não tivesse ao menos tentado — acrescentou.

Tentei confortá-la: com certeza encontraria uma outra solução. Aquilo que até ontem era impossível, hoje era uma prática difusa, consolidada e ao alcance talvez não de todos, mas quase. Prometi-lhe que também teria falado para você.

Havia-lhe respondido por mim mesmo, certamente não por você. Sabia, contudo, que você teria tido uma reação idêntica à minha. E não somente porque no passado havíamos encarado mais de uma vez o tema dos filhos, estando de comum acordo. Depois de anos acordando todas as manhãs com uma pessoa ao seu lado, que compartilha com ela boa parte dos dias, que falam, comem, vão ao cinema, passam o xampu embaixo do chuveiro, no final se cria uma empatia absoluta. Você sabe o que ela está pensando antes mesmo de falar. Sabe que vai gostar daquele livro e que aquele fulano imediatamente a irritará, enquanto para aquele outro, que é engraçado, inventará um apelido divertido. Mas isso não significa que não tenha mais surpresas para presentear-lhe: simplesmente, ela é a sua vida, e você a sua, e unidos por mil fios invisíveis, como terminações nervosas, vocês ressoam em tudo o que fazem. E não é somente uma questão mental.

Você nunca percebeu que, como eu, há anos você tem o hábito de fazer uma careta boba, seguida de um levantar de ombros, para ressaltar que algo não saiu como previsto? E que certas palavras e jeitos de dizer, com o tempo, se transformaram no nosso íntimo léxico familiar? Somos parecidos nos gestos, nas manias, nos jeitos de fazer as coisas, como certos filhos que assumem os mesmos comportamentos dos pais e para eles é tão natural que nem se dão conta.

Me olho rapidamente no retrovisor e a imagem do seu rosto absorto se sobrepõe à minha. Os seus olhos parecem perdidos em um lugar indefinido e escuro qualquer, mergulhados nos abismos da sua alma. Por um instante, os seus cílios ainda se movem, longos e curvilíneos, como os de um adolescente. Conseguiremos encontrar aquelas palavras que nos une? Serei capaz de continuar a lutar, a iluminar a escuridão para a qual sinto que estou lhe perdendo? Enquanto me pergunto já tenho a resposta: quem ama não se rende jamais.

    Alguns dias depois, Rossella me ligou. Apesar de também ter recebido a sua recusa, estava otimista e continuava determinada a realizar o seu sonho. Me explicou que tinha a intenção de pedir também para Valério e Alessandro. Conhecendo-os, tinha quase certeza que nenhum deles aceitaria, mas não dei a entender. E no mais, quem sabe, talvez, poderia estar enganado.

    Na realidade, conhecia bem os meus amigos. Um a um, todos lhe disseram não. Uma situação como essa, em outras circunstâncias e com outros protagonistas, poderia decretar até mesmo o fim de uma amizade. Mas não, ao contrário, o elo que nos unia ficou ainda mais forte. Pedindo a nossa ajuda, Rossella havia nos presenteado com algo de precioso; sua confiança e consideração. Quanto a nós, agora ela sabia que em qualquer caso jamais a teríamos deixado sozinha.

    Naqueles dias, não fazíamos nada além de falar ao telefone e mandar mensagens, trocando ideias, confessando dúvidas e certezas, compartilhando escolhas e pensamentos que, até então, mesmo nos conhecendo há anos, nunca consideramos expressar. Nenhum de nós seria o pai biológico da sua criança, mas todos, na mesma medida, estaríamos presentes de algum modo na sua vida futura. Seria, senão um filho, um sobrinho, amadíssimo e predileto. Porque aquela criança nasceria e sobre isso já não havia mais nenhuma dúvida. Éramos tantos, agora, a desejá-la. Nos unimos ao redor de Rossella como irmãos animados por uma solicitude febril, impacientes em encher a sua casa de enxovais, chupetas, carrinhos e todos os tipos de acessórios para bebê.

    Ela, no entanto, tinha se informado. Fazer um filho sozinha não era tão difícil assim. Certo, se pudesse ter ido à uma clínica italiana seria melhor, mas, já que a lei não permitia, como muitos iria ao exterior. Teria procurado uma clínica especializada em um país onde a fecundação artificial era consentida. Anunciou-nos uma noite durante o jantar.

Debatemos bastante sobre o significado daquele adjetivo, — artificial —, que muitos pronunciavam com um tom de condenação. O que tinha de tão diferente, em relação ao — natural —, quando em ambos os casos, no final, a natureza, sem se importar com as proibições dos homens, tornava tudo maravilhosamente possível?

Rossella, que então já estava por dentro do assunto, nos explicou que no momento, para a lei italiana as técnicas de procriação assistida eram permitidas somente a casais maiores de idade de sexo diferente, cônjuges ou conviventes, em idade fértil, cujos ambos parceiros estivessem vivos. Para ficar claro, se ao descobrir uma doença incurável e fulminante um homem quisesse dar à mulher a possibilidade de ter um filho seu mesmo depois da morte, a crioconservação do esperma permitiria, mas a lei não. E em qualquer caso era proibido a todos recorrer à fecundação heteróloga, ou seja, utilizar o sêmen de um doador.

Uma amiga lhe havia falado bem de uma clínica em Barcelona e ela, depois de ter visitado o site, contatou a secretaria. Uma gentil atendente, falando em italiano, tinha respondido com extrema cortesia a todas suas perguntas, convidando-a a marcar uma primeira visita informativa. Ela nos contou radiante de felicidade, porque já havia decidido. Éramos os primeiros a saber: aos familiares teria comunicado em um segundo momento.

— Quero-os bem, mas tenho medo que possam tentar me fazer mudar de ideia. Direi mais adiante, já com tudo feito, quando não poderei mais voltar atrás — nos confessou.

Daquele momento em diante, cada um dos seus movimentos era discutido como um assunto de família. — Estávamos todos envolvidos.

Dentro de poucos dias, ela agendaria a visita para uma semana depois. Valério se ofereceu para acompanhá-la até lá. Teriam partido no início da noite, para se apresentarem na clínica na manhã seguinte. Eu e você os levamos de carro ao aeroporto.

Voltando para casa, o quanto brincamos com o fato que Valério parecia mais emocionado do que ela.

Na mesma noite em que voltaram, organizamos um jantar em nossa casa para saber a que ponto estavam as coisas. Rossella estava radiante e Valério também. Em Barcelona tudo tinha ido bem, além das expectativas. Atravessando a cidade de táxi para chegar à clínica, a consulta era às dez e meia, ela tinha imaginado o corriqueiro edifício frio e ascético, todo cimento, vidros e aço, um misto de hospital e clínica de luxo, e no entanto se viram diante de um antigo prédio em estilo catalão, reformado com elegância. O interior era quente e acolhedor e os funcionários de rara cortesia. Na sala de espera, havia se familiarizado com um casal italiano e uma mulher francesa. Depois de uma inicial troca de sorrisos, acabou que cada um contara sua própria vida. Uma sintonia se estabeleceu imediatamente: vítimas dos mesmos preconceitos, mas unidos por uma idêntica esperança.

A médica era a doutora Perales. O encontro aconteceu em um clima tranquilo e informal, mas isso não impediu que a especialista fizesse uma longa série de perguntas, necessárias para aferir seu estado de saúde, eventuais problemas e dificuldades. Havia-lhe falado também dos doadores, que eram selecionados de acordo com critérios muito rígidos, somente depois de ter superado exames clínicos e testes psicológicos. Rossella tinha uma particular sensibilidade nesse aspecto. Quem quer que fosse, aquele homem teria transmitido à futura criança metade das características hereditárias e, com essas, sabe-se lá o que mais.

O procedimento normal partia da escolha do grupo étnico específico, se caucasiano, asiático, africano..., Mas Rossella tinha outras preocupações: também queria conhecer o caráter.

— Não me importa a cor da pele, me importa somente uma coisa: que seja uma pessoa boa! —, exclamou.

A médica pareceu um pouco surpresa com o seu pedido, mas depois sorriu. — As crianças se tornam aquilo que absorvem e respiram. A bondade não é uma questão de DNA: é sobretudo o ambiente em que crescem a torná-los aquilo que são — respondeu.

Nesse ponto, Rossella calou e nós, comovidos, silenciamos junto com ela. O ambiente em que aquela criança cresceria éramos nós, e a nós cabia circundá-la de bondade.

Rossella levou de Barcelona uma imagem que lhe pareceu um extraordinário sinal de bom auspício. De volta ao hotel estava no último andar de um edifício que dava para o porto, tinha ido à janela para observar distraidamente o panorama. Eram os primeiros dias de primavera, o ar estava límpido e a era vista magnífica. Ainda pensava no encontro de pouco antes e no longo caminho que a esperava, quando viu diante de si, embaixo do telhado, um ninho de mato seco, ramos e, talvez, algas. No centro estava imóvel, concentrada em chocar, uma gaivota.

Dali a pouco, ela sairia com Valério para dar uma volta pela cidade velha. Tinha tomado um banho e, quando voltou a olhar para fora, o animal estava no mesmo lugar. Naquela noite, de volta ao hotel depois de um delicioso jantar a base de *paella*, creme catalão e novos projetos para o futuro, mal entrou no quarto e foi correndo verificar: e lá estava o perfil escuro empoleirado, o bico longo e curvo, refletido na parede, iluminado pelas luzes externas do hotel.

Agitada como era, Rossella tinha acordado muitas vezes naquela noite. Mas a cada vez, era suficiente constatar que a gaivota ainda estava lá, protegendo seus ovos, para voltar a pegar no sono. Na manhã seguinte, mal abrira os olhos, ouviu um bater de asas: o macho tinha chegado, quase duas vezes maior, para a troca de turno. Só então a gaivota tinha alçado voo. Mas ficou longe apenas o tempo para se alimentar; em poucos minutos, já estava de volta.

— Não creio no acaso: foi um sinal. Alguém quis me dizer que, mesmo se não for moleza, tudo vai dar certo. E que tomei a decisão certa. Porque qualquer ser vivo está pronto para afrontar toda contrariedade para dar à luz uma nova vida — acrescentou Rossella com a voz baixa, quase falando para si mesma, em meio à comoção geral.

Não foi moleza para ela, mas tudo funcionou de maneira quase milagrosa.

Apesar dos temores iniciais, a sua família a apoiou de imediato.

Começou a fazer tratamentos hormonais, indispensáveis para consentir o passo sucessivo, ou seja, a coleta dos óvulos para a fertilização *in vitro*. Em nossos jantares nos mantinha atualizados. Com frequência, esses procedimentos provocam fortes efeitos colaterais, mudanças de humor, distúrbios de vários tipos, insônia, dor de cabeça. Rossella, ao contrário, nunca havia se sentido tão bem em sua vida. Cuidava de si mesma, fazia meditação e praticava yôga todos os dias. Tinha, por outro lado, atenuado a dieta vegetariana: a doutora Perales lhe havia dito que não era ideal para a gravidez.

Tudo ia muito bem e um mês depois, em abril, voltou a Barcelona para o tratamento.

Dessa vez, acompanhando-a, além de Valério que nos representava, estava sua mãe. Enquanto estava voando, mandei-lhe uma mensagem: — Felicidades Gordinha, volta com trigêmeos! — Queria que lesse assim que desembarcasse do avião, para que sentisse o quanto todos torcíamos por ela, quanto afeto, quanta energia positiva a circundava. O ambiente — bom —, com o qual contava, já estava preparando o ninho.

A retirada dos óvulos, que a seguir seriam fecundados, caiu justamente no dia de Páscoa: Rossella tomou isso como uma nova mensagem do destino, um convite a segurar firme, a continuar. Agora, de fato, tratava-se somente de esperar o êxito do procedimento. Todos os dias trocávamos dezenas e dezenas de mensagens, sem contar os telefonemas. Porém, quanto mais nós beirávamos uma crise histérica pela espera, por sua vez ela ostentava uma calma absoluta.

— Mal fecho os olhos, revejo a gaivota: é como se estivesse chocando os ovos para mim — me assegurou por telefone. Era ela que me tranquilizava!

Ficou na Espanha quase um mês e quando voltou a Roma não estava sozinha. Quinze dias depois, as análises confirmaram: um dos dois embriões que haviam sido implantados tinha vingado. Estava grávida e todos nós estávamos loucos de felicidade.

Na primeira ecografia não ficou claro, mas na segunda não havia mais dúvidas: era uma menina. Os dias passavam, a barriga dela crescia, e nós, como amáveis tios velhos, seguíamos todos os progressos e fantasiávamos sobre o nome mais apropriado. Lá dentro havia uma criatura cheia de vida, que dava piruetas, brincava e, às vezes, até soluçava. Era uma delícia apoiar a mão sobre aquele ventre perfeitamente redondo, para acompanhar as suas evoluções. Sussurrávamos para não a incomodar quando parecia dormir, a fazíamos escutar *Mozart* e *Vivaldi* para transmitir-lhe harmonia assim que começava a se mexer. Nos dedicamos tanto que chegou antes do previsto!

A poucos dias do Natal, ligeiramente antecipada nas previsões, nasceu Luz. Uma criatura minúscula, frágil e faminta, que tinha conseguido mudar a existência de tantas pessoas antes mesmo de vir ao mundo!

Eu estava no meu estúdio, com o intuito de escrever um novo roteiro, você estava nas montanhas para arrumar uma cerca, quando Valério nos mandou a mensagem:

— Nasceu! — O pequeno quarto da maternidade ficou lotado de amigos e parentes no sétimo céu.

Nós Múmias estávamos quase ao completo, faltava somente Stefano, que não tinha conseguido ser liberado do restaurante. Parecíamos tantos reis Magos, cada um com seu precioso presente, sapatinhos de lã, ursinhos de pelúcia, o carrossel com a Sinfonia dos animais, o livro de borracha cheio de botões para tocar e, até mesmo, lamber...

Quanta felicidade uma criança pode trazer a uma casa? E quanta alegria nos dá Luz, hoje com 8 anos, todas as vezes que vem nos visitar ou que vamos pegá-la na escola para passar a tarde juntos! A vimos crescer, engatinhar, sujar o queixo com o primeiro prato de macarrão. A ajudamos caminhar, até que se equilibrou sobre as suas pernas. E mesmo se somos somente — tios —, todavia muito especiais, graças àquele milagre que aconteceu diante dos nossos olhos, nos sentimos mais em paz com o mundo. Com ela voltamos a ser crianças e nos sentimos maiores!

114

VII
O Buraco

Imagina sair de manhã e descobrir que está tudo fechado. Todas as portas abaixadas e não é domingo. Faz um calor absurdo, você olha a sua volta e não vê ninguém. As ruas estão vazias, os semáforos alternam o vermelho e o verde, sem que nenhum carro apareça no horizonte. Você começa a pensar que talvez seja o único homem que restou na face da terra, depois que um vírus letal, ou, quem sabe, uma nuvem atômica, envenenou o restante da humanidade. Vem à cabeça até mesmo *A Última Esperança da Terra,* um antigo filme de ficção científica com *Charlton Heston*, que tinha me impressionado quando criança. Mas não se trata de uma epidemia invisível tampouco um cataclisma nuclear: é somente 10 de agosto e todos estão de férias.

Para mim, que não nasci na Itália, o êxodo de verão sempre me pegou de surpresa. Hoje as cidades não se esvaziam mais como antes. Quem tem um emprego, agarra-o com afinco, não o abandona por quatro semanas seguidas. E quem não tem, sequer tem dinheiro para ir sabe-se lá onde em busca de diversão. Mas nos anos 80 ter um trabalho não era um luxo e as férias podiam durar até um mês. A Itália inteira fechava as portas para férias e quem, como eu, não participava do grande ritual coletivo, improvisadamente se via, junto com outros poucos, no comando de ruas e praças desertas. A grande dificuldade, ademais superável, era encontrar a única loja aberta em todo o bairro.

Abandonar a cidade para passar longas férias em outro lugar, possivelmente em uma região distante e exótica, para muitos não era somente um hábito irrenunciável, mas uma obrigação social, um símbolo de status. Hoje endivida-se para comprar o último modelo de *smartphone*, mesmo que talvez não se tenha o que comer, em outros tempos se recorria aos agiotas para poder pagar a estadia em uma *kitnet* na praia. Ou ainda, fingia-se partir rumo a destinos desconhecidos e ambicionados e, em vez disso, fechava-se em casa por dias e dias, com a despensa cheia de víveres e tubos de bronzeador, como fazia Gigi.

Tudo isso, porém, foi descoberto somente depois de ao menos umas duas — férias de sonho — O seu problema era que amava ostentar uma certa opulência, pena que não tinha um centavo. Apesar disso, magicamente, na metade de julho anunciava a todos que naquele verão iria a Madagascar, às Ilhas Maurício ou a Fiji, vangloriando-se da inveja alheia. E no início de agosto, depois de uma última rodada de despedida dos amigos.

— Viajo amanhã, nos vemos em 15 dias! — efetivamente não se via mais ele por aí até que, lá pelo dia 30, ressurgia bronzeadíssimo e radiante.

— Você recebeu o postal? Não? Os correios em Madagascar são realmente um desastre! De qualquer modo, lá é um paraíso. Ainda tenho aquele mar diante dos olhos. E as palmeiras, os cocos! — Durante ao menos duas semanas, toda vez que chegava ao bar, em volta dele se formava uma muvuca de curiosos atentos a cada palavra sua. Queriam saber como eram as praias de lá. Se encontravam realmente conchas enormes na areia? E a barreira de corais? E as frutas exóticas? E, sobretudo, como tinha se saído com os mandingas? Com uma ideia geograficamente confusa, consideravam que todos os lugares exóticos fossem povoados por mandingas de formas (e atributos) esculturais.

    Assim Gigi, translúcido e cabelos acaju como uma escultura lenhosa de si mesmo, gozava do seu período de popularidade. Limitava-se, no entanto, a dispensar fragmentos de informação com atitude circunspecta, evitando dar muitos detalhes, como se confiasse de má vontade um segredo a poucos íntimos. Uma reticência que para muitos parecia esnobe, mas que a outros, com o tempo, passou a ser suspeita.

    A lacuna entre o seu padrão de vida habitual, muito sóbrio, era vendedor em um *shopping center*, e aquelas estadas esbanjadoras, despertou o espírito investigativo de alguns amigos muito maliciosos. Após apuradas investigações e longas insídias, a verdade apareceu. Gigi, depois das últimas despedidas, somente fingia que partia. Na verdade, se trancava em casa por todo o período da viagem. Sobrevivia com comida de lata e congelada, que havia estocado precedentemente. Não respondia ao telefone e, naturalmente, nem ao interfone. Porém, tomava sol todos os dias deitando-se furtivamente no chão da sacada, morava em um andar alto; do seu apartamento. Poderia ter aproveitado o verão no Buraco, nadando e se bronzeando em companhia, entre as dunas romanas e, em vez disso, prisioneiro de sonhos de grandeza, torrava-se sozinho, deitado em cima de azulejos no mormaço da cidade.

    Roma em agosto era belíssima. Sem trânsito e multidões, voltava a ser um lugar mágico e sem tempo, revelando perspectivas que quase sempre permaneciam escondidas, igrejas e edifícios maravilhosos diante dos quais no restante do ano se passava com pressa, sem conceder-lhes um olhar.

    Eu fazia parte de uma restrita comunidade de sobreviventes ao calor vespertino, que no pôr do sol se reunia para fofocar amavelmente, bebericando uma taça de vinho branco e organizando programas para a noite. Se de dia a desolação reinava em todos os lugares, com o calar da noite o clima se animava: destacamentos de gente que pareciam vir do nada se reuniam ao redor dos poucos lugares abertos e aos demais eventos de verão. Como mariposas enlouquecidas, atraídas pelo clarão da única luz acesa na noite, nos amontoávamos desordenadamente na calçada abrindo caminho com os cotovelos e trocando informações como conspiradores.

Durante a semana e, às vezes, também no sábado, o Buraco era o lugar de encontro. Era a nossa praia, um pedaço de paraíso incontaminado, ao longo do litoral de *Ostia*. Tinha permanecido intacto à degradação circundante, na verdade havia um motivo e não era nada de sobrenatural. Pertencia a uma vasta propriedade da presidência da República e era protegido por todos os lados, à exceção daquele do mar, por uma cerca alta reforçada com arame farpado. Tinha se mantido assim ao longo dos anos como um oásis reservado a poucos privilegiados, sobretudo funcionários do Quirinal e suas famílias.

Na maior parte do tempo, porém, a praia ficava deserta, enquanto a poucos passos em linha reta, os populares estabelecimentos da área transbordavam de banhistas. Isso, até que um corajoso grupo de exuberantes adoradores do sol cortou a densa rede metálica e, por aquele buraco (daí o nome), começaram a entrar dezenas de homens e garotos à procura de um lugar protegido onde se bronzear, sim, mas também onde se sentir livres, se encontrar, se amar. Graças ao boca-a-boca, em pouco tempo o Buraco tinha se transformado na meta preferida de uma variada população de *habitué*, 80% homossexual.

Mas o fascínio daquele lugar transgressivo atraía qualquer um que amasse a liberdade: intelectuais, anarquistas, nudistas, bichos-grilos, jovens rebeldes.

O mar, a areia fina, os passeios à beira-mar, as confidências embaixo do guarda-sol ao som de *Alan Sorrenti* a todo volume em um rádio de pilha portátil. Na praia se efetivavam os habituais ritos entre os banhistas, talvez um pouco mais baderneiros que os outros.

Atrás, além das primeiras dunas, todavia, ficava o reino do sexo selvagem.

Ponto de referência e lugar dos encontros era a Catedral, nome bastante desrespeitoso com que era familiarmente chamado uma espécie de platô, em posição estratégica. Ia-se lá em cima somente para uma coisa, e não era apreciar a vista. Você dava uma volta, o corpo bronzeado coberto somente por uma sunga, às vezes sequer essa, cruzava o olhar de um garoto que gostava e então se escondia com ele em um ângulo reservado. Entre aquelas colinas arredondadas, insinuavam-se vales profundos e íntimas divisórias onde se amava assim, sob o sol escaldante, protegidos pelas moitas.

Um contínuo vaivém marcava o caminho entre a praia e as dunas. Porém não havia nada de depravado, sórdido ou perverso, e nada era feito sem que se quisesse fazer.

Éramos como jovens semideuses de uma civilização primitiva, esplêndidos, imortais, e donos do próprio corpo. Vivíamos no estado selvagem, obedecíamos somente às leis universais do prazer.

Naquele tempo eu estava com Valério. Estava, como se diz, alegremente compromissado. Íamos ao Buraco juntos e nunca subíamos à Catedral. Não sentíamos necessidade: já tínhamos tudo o que desejávamos do amor. Aproveitávamos, porém, o mar, imersos naquela atmosfera inebriante.

O ar estava saturado de iodo, hormônios e liberdade. E entre uma conversa e outra nasciam ideias, floresciam amizades interessantes, mundos que se não fosse o Buraco, jamais teriam se cruzado, encontravam-se à beira-mar para descobrir não estarem, assim, tão distantes. Aliás, de ter um coração que batia no mesmo ritmo.

O diretor francês *Paul Vecchiali*, que em 1998 foi um dos primeiros a falar em um filme, *Encore*, de homossexualidade e *Aids*, uma vez afirmou que o mundo *gay* é o único a realizar o verdadeiro comunismo, porque une todas as classes sociais, sem distinções. Hoje também entre os homossexuais se levantaram barreiras que separam os pobres dos ricos, os cultos dos ignorantes e, paradoxalmente, estas divisões se aguçaram conforme se difundia uma maior liberdade sexual.

Mais que os gostos eróticos e sentimentais, na realidade, na vida são as proibições que unem: quando estas últimas caem, aí é que se vira burguês. Tem início aquele processo de estandardização que traz consigo as hierarquias de sempre. Nos primeiros anos 80, a sociedade era uma floresta de preconceitos pela qual transitávamos nas pontas dos pés. Eram muitos os tabus que pesavam sobre os nossos ombros. Vice-versa, um mútuo socorro extremamente eficiente nos sustentava vinculando-nos um ao outro com fios invisíveis e subterrâneos, que somente nós sabíamos reconhecer.

Em Roma, esta rede de homens discriminados, que haviam feito da discrição filosofia de vida, era chamada a — gangue de veludo — por seu modo felpudo de agir, mas também porque entre seus integrantes se escondiam diversas personalidades do mundo da cultura e da arte, intelectuais, pessoas cultas e requintadas. Você precisava de um médico? De um funcionário do cartório que ajudasse a encontrar um documento? De um arquiteto para mobiliar sua casa? De um encanador para arrumar a tubulação? A — Gangue de veludo — tinha seus homens em todos os lugares.

No Buraco éramos todos iguais. Acontecia de ver o pôr do sol com o escritor *Goffredo Parise* e a sua companheira, enquanto um garoto todo músculos e feixes de nervos, mãos ásperas e unhas sujas de óleo, contava o quanto era difícil trabalhar em uma oficina das oito da manhã às sete da noite. Um outro frequentador habitual da praia era *Piero Tosi*, prêmio

Oscar pela carreira em 2013 e figurinista preferido de *Luchino Visconti*. Conversar com ele era um prazer. Havia sempre piadas extraordinárias para contar e eu bebia suas palavras sem nunca me cansar. Ele se divertia, em particular, em contar sobre a rivalidade entre *Visconti* e *Fellini*, bem além das declarações públicas de estima recíproca. Em uma estreia do diretor de *Rocco e seus irmãos, Fellini,* que tinha se sentado perto de *Tosi*, tinha bufado o tempo inteiro, agitando-se na poltrona e murmurando críticas ferozes.

Assim que as luzes da sala se acenderam, porém, tinha corrido até Visconti parabenizando-o calorosamente pelo — filme esplêndido —. Hoje cenas assim seriam impensáveis: não há mais sequer a preocupação em manter as aparências trocando falsos elogios.

Com o tempo Piero se transformou em um dos meus mais caros amigos. Ainda hoje, você sabe, faço-o ler todos os roteiros: a sua opinião é preciosa para mim. Às vezes consegue ser realmente impiedoso, mas posso sempre contar com ele porque sei que, seja como for, me dirá sempre a verdade. Mais de uma vez os seus conselhos se revelaram essenciais para o meu trabalho. Era maníaco no cuidado com os detalhes e me dei conta quando colaborou em um filme meu. Ficamos fechados em um quarto por três dias para decidir nos mínimos particulares a maquiagem e as roupas de Lucia Bosè. Além do que, não se improvisa com um dos maiores figurinistas e cenógrafos do cinema italiano, de filmes como *O Leopardo,* de Visconti, e *Satyricon* de Fellini!

Mais recentemente, estava trabalhando em um tema que contava sobre um grupo de atores fantasmas e não encontrava um final que me satisfizesse. Falei para ele, que me provocou:

— O que Pirandello teria feito no seu lugar? — Teria os levado ao teatro de *tram*! — respondi, sem pensar duas vezes. E assim foi: fiz aqueles atores irem de *tram* ao *Teatro Valle*, justamente na histórica sala em que *Seis personagens à procura de um autor* estreou em 1921.

Quando nos encontrávamos no Buraco e eu ainda era um garoto de boas esperanças, Piero, todavia em nada me estimulava a me mexer para construir o meu futuro. Ao contrário, me dizia para ficar tranquilo.

— Divirta-se! — Afinal, na vida é isso que importa! —, não deixava de me dizer.

Muitas vezes as nossas cangas de praia se transformavam em um tipo de tapete voador cheio de mercadorias, sobretudo discos. Era Hélio a trazê-los. Conseguia não se sabe como afanar dezenas deles dos estúdios da *Radio Stereo Rai*, onde trabalhava, e os vendia ali, diretamente na praia, como um ambulante no camelô. Eram sobretudo 33 rotações de Mina, Patty Pravo ou Giuni Russo. Quando saiu *Un'estate al mare*, imediatamente passou a estar entre as nossas trilhas sonoras preferidas.

Partíamos para o Buraco logo cedo pela manhã, para estar lá em torno das 10h. Na noite anterior combinava-se tudo por telefone. Era difícil chegar até lá com os meios de transporte públicos: era preciso pegar o metrô, depois um ônibus para somente então percorrer cerca de 2 quilômetros a pé debaixo do sol. Por isso, o meu *cinquecento* era cobiçadíssimo: muitas vezes entravam até em cinco, esmagados um sobre o outro.

Encontrar um bom lugar perto da água não era um problema, nem mesmo nos fins de semana mais lotados. Alguns amigos chegavam à praia ao amanhecer, diretamente da balada de sexta, e pegavam os melhores lugares também para nós. Quando chegávamos, eles ainda dormiam.

Por volta das 2h íamos almoçar em uma barraquinha de pescadores ali mesmo na praia. No início era realmente um lugar simplório, não tinha sequer eletricidade, e para gelar as bebidas usavam um isopor. Mas o peixe era muito fresco e preparado de um modo excelente. Uma numerosa família administrava o local: Carla, a mãe, que ficava na cozinha, junto com as quatro filhas, mas era Ana, a mais velha, uma garota extremamente energética e de uma simpatia contagiante, quem gerenciava tudo. As mesas, somente uma dezena, ficavam embaixo de um pergolado de hera, que criava uma sombra fresquíssima, até mesmo quando o sol queimava tudo ao redor. Ana trazia à mesa fantásticas bandejas cheias de *bruschette,* somente para começar, seguidas de pequenos polvos ou ouriços grelhados, sempre acompanhados por um ótimo vinho, imerso em um saco rudimentar cheio de gelo. O menu quase sempre mudava, com base nos peixes à disposição. Tosi era um grande admirador da cozinha delas. Na praia, com ele, esperando a hora do almoço, nos divertíamos adivinhando o prato do dia.

Quando penso naqueles verões, me surpreendo ao perceber o quanto éramos felizes. E ainda assim, era tudo tão difícil que hoje nos pareceria absurdo se não intolerável. Paradoxalmente, as dificuldades davam mais gosto à vida. Se gostava de alguém, não resolvia mandar uma mensagem com um gesto distraído, como acontece hoje, enquanto segue fazendo suas coisas, limitando-se a verificar de tanto em tanto a tela do celular, caso não tenha escutado o som. Não estava em casa? Gastava-se a sola do sapato para procurar um orelhão ou um bar com um telefone público, e ainda era preciso arrumar umas fichas. E quando finalmente conseguia-se fazer aquela ligação, talvez do outro lado ninguém lhe respondesse.

Quantas emoções, quanta energia se dedicava àquela pessoa! Não eram palavras escritas com pressa em um teclado com correção automática, enviadas de impulso pensando — ou "vai ou racha" e se não responde, — Você usava a voz, a cara, os seus sentimentos mais autênticos. Ligava para a sua casa, respirando fundo antes para ter coragem de falar. Esperava na rua olhando ao redor ansiosamente, apostando consigo mesmo de qual direção apareceria. E quando finalmente se encontravam, eram somente dois e ninguém mais, olhos nos olhos. Falavam e podiam se tocar, cheirar, conhecer-se pelo que se era realmente. A tecnologia ainda não tinha tentado deixar os nossos sentimentos assépticos, — à distância de um clique — Se esperava uma ligação importante, não podia fazer nada além de ficar ao lado do telefone, esperando que ele tocasse.

Linda, por exemplo, era capaz de não sair de casa por dias a fio. Apaixonava-se perdidamente com muito pouco: grudava naquele recém-conhecido, passava o seu número de telefone e já era o homem da sua vida. Infelizmente, quase nenhum voltava a dar sinal de vida. Não era uma mulher feia, somente um pouquinho redonda, cabelos castanhos longos abaixo dos ombros, os grandes olhos acinzentados. Era a fome de amor que lhe traía: os homens interceptavam o seu desespero e fugiam correndo. Para Linda, então, tinham início esperas desoladoras. Rejeitava qualquer convite, se enterrava na sua *kitnet.* claustrofóbica, cheia até o inverossímil de móveis e quinquilharias, fixando o telefone com a esperança de, mais cedo ou mais tarde, ouvi-lo tocar, se você ligasse para ela, desligava na hora, dizendo com pressa que não podia falar porque não queria que desse ocupado para Fulano, Sicrano ou Beltrano. As primeiras secretárias eletrônicas tinham sido recém-lançadas e eu, penalizado, dei-lhe uma de presente. Ajudei-a a instalar e juntos fizemos vários testes. Mas nem assim se convenceu: — E se não funcionar?

— Argumentou, ansiosa.

É, os longos verões da minha juventude romana eram cheios de obstáculos e repletos de satisfações. Todos os dias acontecia algo de maravilhoso. Não que, entre tantas ocasiões de felicidade, não houvesse qualquer desilusão. Uma vez, um tio da Turquia veio me visitar em agosto, era o pai de uma prima de quem gosto muito. Ficaria em Roma por alguns dias e eu fiz de tudo para que se sentisse em casa. Levei-o para caminhar pela cidade, apresentei-o aos amigos. E, dado que havia apreciado a companhia deles, aproveitando uma esplêndida manhã de sol, convidei-o para ir à praia. Ao Buraco, naturalmente. Naquele dia o tio nadou, comeu quilos de lulas, até jogou vôlei na praia e, comunicando rigorosamente por gestos, não sabia sequer uma palavra em italiano, parecia ter virado o melhor amigo de todos. De volta à casa, me confessou nunca ter se divertido tanto. Poucos meses depois, fui a Istambul para passar alguns dias com minha mãe. Mal a encontrei, percebi que algo não ia bem. E, de fato, me disse com tom grave que deveríamos conversar. Em síntese, ao retornar de Roma o tio havia colocado a família em polvorosa dizendo a quem quisesse ouvir que eu frequentava um ambiente de *viados* e degenerados e que era preciso que eu voltasse o quanto antes. Fiquei atônito.

Decidi afrontá-lo imediatamente. Liguei e disse aquilo que pensava dele.

— Degenerado é você, como ousa? — gritava ao telefone, procurando aplacar a raiva que me fervia por dentro. Quando terminei a ligação, levantei os olhos e vi minha mãe sorrindo do outro lado da sala. Entendi que estava contente ao ver como me defendi. A preocupá-la não era o meu estilo de vida ou as escolhas que eu havia feito e que respeitava sem preconceitos, mas o modo com o qual eu havia sido difamado. Naquela ocasião, compreendi mais uma vez que mulher excepcional ela era. Educada no rigor e, ainda assim, de uma abertura mental extraordinária.

Amávamos, respirávamos, celebrávamos a vida. Nadávamos em uma água incrivelmente límpida, enquanto minúsculos peixes tocavam nossos tornozelos. Deitávamo-nos ao sol como lagartos. Às vezes, um amigo levantava, abandonando o lugar à beira-mar por um tempo.

— Vou até à Catedral — anunciava, deixando aos nossos cuidados sua canga e bolsa de praia. Nós o seguíamos com os olhos ao se afastar entre as dunas e sorríamos cúmplices. Dali a dez minutos, no máximo meia-hora, teria voltado. Lá não havia preliminares ou convenções a serem respeitadas, transava-se furiosamente e nada mais. Como no *Circo Massimo*: a grande alcova a céu aberto de Roma até que, com a proximidade das celebrações do Jubileu, as autoridades decidiram que não era mais possível tolerar semelhante escândalo.

Há tempos, na realidade, tinha se transformado em um lugar degradado e pouco recomendável. Mas no início dos anos 80, também lá embaixo, entre árvores seculares e antigas ruínas romanas, celebrava-se a vida e o sexo com despreocupada alegria.

Funcionários públicos, operários, professores universitários, profissionais liberais, garçons: das 8h da manhã, pouco antes do início do horário de trabalho, até às 9h da noite, com picos de atividade durante a pausa de almoço, o *Circo Massimo* atraia homens de todos os tipos. A promiscuidade social e sexual era total. Encontrava-se e se fazia sexo, o mais rapidamente possível. No mais, não havia outros lugares aonde ir, não existiam os bate-papos na internet onde conversar, trocar contatos e marcar um encontro. Para então, talvez, não consumar nada, como frequentemente acontece hoje.

A única alternativa, principalmente no inverno, era entrar em um cinema. Existiam alguns em que, durante a semana, ia-se somente para flertar. Era um contínuo vaivém da sala ao corredor e ao banheiro. A frase clássica do flerte era: — Tem fogo? — Do cigarro até se trancar no banheiro era um segundo. Mas também podia acontecer de consumar o ato na poltrona da sala, fato é que ninguém se incomodava. Terei visto umas quarenta vezes filmes como *A Megera Domada* e *Quando voam as cegonhas* e ainda assim sequer lembro de uma cena.

Aquela farra de filmes sentimentais, porém, deve ter me marcado, talvez inconscientemente, porque justamente naquele período descobri ser capaz de criar atmosferas com altas taxas de romantismo. Tudo tinha começado por acaso, quando Nicolas, um amigo que vendia seguros, me pediu para que lhe ajudasse a responder uma carta. Era de um garoto que havia conhecido em um jantar de amigos em comum. Patrice, assim se chamava, era ítalo-francês, morava em Paris e estava só de passagem por Roma. Naquela noite não tiveram a oportunidade de se falar: tinham se curtido olhando-se de longe, de uma ponta a outra de uma longa mesa. Uma semana depois Nicolas havia recebido inesperadamente uma carta da França, na qual Patrice declarava ter ficado muito marcado por ele, usando palavras apaixonadas e ostentando um certo estilo elegante. Foi então que me procurou, quase me implorando de joelhos para ajudá-lo a escrever uma resposta tão tocante quanto, que não o deixasse fazer feio. Apesar de ter uma beleza aristocrática, a fronte alta, o nariz imponente e os cachos rebeldes quase sempre domados, era um homem de gostos simples e de cultura modesta: a escrita não era propriamente a sua especialidade.

 Me fiz um pouco de difícil, mas a coisa me divertia. Me sentindo um herdeiro inédito de *Cyrano*, me joguei com entusiasmo. Foi assim que eu e Patrice estabelecemos uma intensa troca epistolar por quase seis meses. Permeava minhas cartas de pequenos episódios, rigorosamente inventados, por exemplo, quando havia salvado um cãozinho com uma pata ferida levando-o ao veterinário. Contava-lhe dos livros que lia, dos filmes que assistia, da música que escutava. Me deixava levar pela ênfase, confessando-lhe o quanto tinha me emocionado ver *La Traviata* no Teatro da Ópera. E, sobretudo, apoiava-lhe cada vez que ele me confidenciava as suas aflições: era médico e não se dava bem com um primo com quem dividia o consultório.

 Na verdade, quem realmente correspondia com Patrice não era eu, mas um outro eu mesmo, muito mais sentimental, para não dizer patético. Se tivesse assinado as cartas com o meu nome, teria usado um estilo bem diferente, mais seco, irônico, desencantado. Para não falar de Nicolas, que tinha a sensibilidade de um bisão. Mas aquele jogo já tinha me fisgado. Graças à possibilidade de dar voz, aliás, caneta, a uma personagem completamente imaginária, quando é que Nicolas teria se expressado assim? estava experimentando uma nova forma de diversão: criar um mundo paralelo onde reinventar a realidade. Na prática, estava escrevendo um romance epistolar!

Patrice, ao que parecia, estava entusiasmado. As suas missivas eram cada vez mais frequentes, até que combinamos um encontro. O escritor hiper sentimental que vivia dentro de mim teria adorado um encontro, eu sei, no alto da Torre Eiffel ao pôr do sol, ou na *Place des Vosges,* diante da estátua equestre nos jardins, à meia-noite. Mas Nicolas, que quase nunca dava pitaco, dessa vez foi irredutível: teria proposto de se verem em *Ischia*. Não existia lugar melhor no mundo do que um hotel dotado de centro termal, massagens, banhos, vapores e cozinha napolitana, para um encontro destinado a provocar faíscas.

Ischia deveria ser e *Ischia* escrevi, chegou a entusiasmada confirmação de Patrice e eu não pude deixar de sentir uma ponta de contrariedade.

Meu amigo partiu cheio de expectativas e convencido do próprio fascínio. Afinal, naquela famosa noite havia-o conquistado somente sorrindo de longe: agora que finalmente teriam se encontrado pessoalmente, sabe-se lá o que poderia acontecer!

Mas nem tudo foi como planejado. Nicolas voltou com uma mão na frente e outra atrás dois dias antes do previsto.

— Quem ele pensa que é! Imagina que me disse que tinha feito uma outra ideia e que pessoalmente não gosta de mim — me revelou ao seu retorno, furioso. Não deveria, mas por dentro fiquei feliz. No fundo, Patrice tinha sido fiel a mim.

O tipo de beleza que Nicolas possui nunca passa despercebida. Aonde quer que vão, essas pessoas se fazem notar, atraindo para si todos os olhares, como o mais potente dos imãs. Porém, pouco a pouco que se conhece, que você fala, se confronta, tenta fazer uma piada, o fascínio evapora. Quase sempre, no final, revelam-se homens de pouca substância, privados de mistérios e de consistência, insossos e esquecíveis, que certamente continuarão a colecionar conquistas fáceis, fortalecidos pela sua superficialidade.

A beleza que imediatamente nos desconcerta quase sempre desaparece com a mesma velocidade, porque está muito próxima dos cânones que já conhecemos. Não possui nada capaz de nos maravilhar. Mas se você se apaixonar, ao contrário, por um defeito? Aí sim que a paixão pode transbordar como um rio em cheia. Pode até mesmo se transformar em um tormento.

E existem criaturas como você, de uma beleza profunda como o mar aberto.

Criaturas tão maravilhosas, mas ainda assim tão resistentes em admitir olhando-se no espelho. Ao contrário, prontas a diminuir-se, a se verem como caricaturas de si mesmos, quase uma concentração de defeitos.

Do que depende? Por que quem é realmente belo quase sempre vive na dolorosa certeza de não agradar ninguém, enquanto outros, dotados de percentuais de fascínio infinitamente inferiores, andam por aí como se fossem donos do mundo?

Hoje o Buraco, do jeito que conheci, não existe mais. Na metade dos anos 80 dolorosamente descobrimos a existência da *Aids* e aquela alegre despreocupação estival se dissolveu. No lugar de amantes inocentes e brincalhões, entre as dunas despontaram personagens equívocas, exibicionistas e *voyeurs*, e o nosso paraíso perdido, em pouco tempo, transformou-se em um inferno.

Já tinha deixado de frequentá-lo há cerca de dois anos, quando aconteceu um episódio muito triste que terminou por jogar sobre aquele lugar uma definitiva aura de desventura. Em uma tarde chuvosa de outono, Ana tão jovial, enérgica e cheia de vida, tinha perdido o controle do carro e caído dentro de uma fossa. O acidente aconteceu na estrada que do Buraco ia em direção a *Ostia*. Morreu pouco depois, na ambulância que a levava ao hospital. Ana estava voltando para casa: a barraquinha, que com o passar dos anos tinha se transformado em um restaurante, estava fechada com o fim da temporada, mas faziam algumas melhorias. Tinha pouco mais de trinta anos.

Soube casualmente alguns dias depois, de um amigo que encontrei em uma livraria perto de *Trastevere*. Parece que ainda sinto a sensação de gelo que tomou conta de mim quando, quase sem me cumprimentar, me perguntou à queima-roupa:

— Soube da Ana? — Era um amigo dos tempos do Buraco, mas ao contrário de mim, se bem que ocasionalmente, tinha continuado a frequentar a praia.

Algumas semanas depois, graças ao boca-a-boca, cerca de vinte velhos *habituée*, nos reunimos no local do acidente para uma cerimônia de sufrágio. Estavam também a mãe e as irmãs de Ana. Muitos, todavia, faltaram à chamada. Alguns foram sabe-se lá para onde, aquele morreu de *Aids*, outro tinha renunciado à liberdade de ser simesmo, deixando-se sugar pela rotina hipócrita da assim chamada normalidade. Um amigo, em memória de Ana, tinha mandado fazer uma pequena lápide, que colocamos na beira da estrada, justamente no ponto em que havia fechado os olhos para sempre. Alguns haviam levado flores: crisântemos, lírios, margaridas. Naquela manhã eu tinha comprado para ela 11 rosas vermelhas. Sabia que ela teria gostado. Uma vez, brincando, tinha me dito que de um homem aceitaria somente rosas em número ímpar, porque do contrário dão azar. Mas ao que lhe teria servido, agora, o meu gesto supersticioso?

VIII

Amor que mata, amor que salva

—*Isto é para você, é o meu coração inteiro. É o livro que eu teria lido para você quando fôssemos velhos* —, dizia *Leonard Cohen* em uma música. Os nossos rostos ainda são lisos e a velhice nos olha de longe, mas às vezes o destino tem pressa, nos impulsiona a queimar os tempos, a jogar antecipadamente. Assim continuo a folhear a minha vida, a sua vida, enquanto você se senta ao meu lado, absorto e imerso na paisagem que desfila além da janela. Desde esta manhã você está silencioso. Nos levantamos cedo. Eu não fechei o olho a noite inteira: na penumbra olhava você dormir como um menino depois de um dia de brincadeiras ao ar livre.

Você acordou e foi ao banheiro, como se estivesse imerso no seu mundo de sonhos, a boca fechada. Quando você está silencioso, tudo ao nosso redor fica silencioso. A cozinha estava silenciosa. Silenciosas as janelas. Silencioso o edifício. Silenciosa Roma.

Um daqueles silêncios que já, muito frequentemente, me apertam o coração. E me dão medo.

Você nunca teve medo que a vida lhe escapasse?

Não digo aquele medo vago, existencial, fisiológico, que toma conta de todos, cedo ou tarde, quando termina a era encantada da adolescência que lhe deixa tão frágil, mas que lhe faz sentir-se imortal. Falo do medo de verdade, concreto, baseado em um cálculo desfavorável das probabilidades. O medo que lhe impede de pensar em qualquer outra coisa, que deixa a boca seca, que aperta o estômago com uma mordida de aço. Um medo que você vê olhando no espelho, mas que reconhece também no rosto dos seus amigos mais caros, tanto que se transforma em um estado de ânimo coletivo.

Eu senti. Medo de ficar doente. Medo de morrer. Medo da *Aids*. Na Itália, para a minha geração, por sorte, não foi um flagelo repentino como em outros lugares. A sua carga emocional, todavia, foi fortíssima porque até então nós não tínhamos medo de nada.

O vírus se insinuou em nossas vidas aos poucos. Aquilo que parecia somente uma das tantas lendas urbanas sobre as quais se fala nas conversas de bar, para em seguida mudar de discurso, transformou-se em uma realidade que já estava chegando tremendamente perto. Uma infecção letal que se difundia por meio das relações sexuais, capaz de carcomer a vida por dentro, antes mesmo de matar, reduzindo-lhe a uma larva humana que se apaga velozmente por consumação. Isso mesmo: a morte se propagava ao longo das mesmas estradas do amor. E os primeiros a serem atingidos eram os homossexuais.

Dos Estados Unidos e da grande comunidade *gay* de São Francisco chegavam notícias alarmantes. O destino nos havia dado as costas esmagando-nos sob o peso de um medo colossal, bíblico, definitivo. Alguém estava jogando roleta-russa conosco, decidindo o nosso futuro:

— Você está salvo, você logo ficará doente, você já está morto...— Na Itália, no final das contas o impacto foi um pouco menos dramático, embora suficiente para apagar em um segundo todas as conquistas libertárias de 68. Mas logo os ares de pânico deram lugar a uma reação sadia e os homossexuais começaram a se organizar para difundir informações corretas, oferecer assistência, defender os direitos de quem, além de sofrer os danos da doença, corria o risco de ser discriminado. Era preciso interromper o quanto antes a cadeia de contágio, consentir o quanto antes o acesso aos tratamentos, ainda experimentais, a quem tinha ficado doente e a quem resultava soropositivo ou tinha se infectado, mas ainda não tinha desenvolvido a *Aids*, de adotar um estilo de vida sadio e mais consciente. Prevenção era a palavra-chave.

No meio tempo, tinha chegado o teste para o vírus *HIV* e em Roma algumas associações *gays* tinham aberto um ambulatório com médicos e enfermeiros voluntários que faziam os exames de graça. Muitos de nós se colocaram, portanto, em fila com o estômago revirado e os joelhos tremendo. E enquanto o enfermeiro tirava o sangue, o pensamento voltava às vezes que tínhamos feito sexo com um desconhecido. Tossia? A sua pele estava marcada por uma ruptura cutânea? Das primeiras informações que circulavam, resultava que fossem aqueles os sinais visíveis da doença.

Para me dar força, fui pegar o resultado junto com Valério e Júlio, um nosso caro amigo, que também havia feito o exame. Até poucos meses antes éramos três jovens homens sempre prontos a brincar e com mil projetos pela cabeça, e agora parecia que alguém tivesse nos apagado toda aquela energia por dentro. O tempo em que se encontrava em *Trastevere* para tomar a última cerveja antes de voltar para casa ou paquerar alguém com quem concluir a noitada pareciam pertencer a um passado remoto.

Sentávamo-nos em silêncio em uma sala esquálida, paredes de um branco ofuscante, que ainda cheirava a tinta, os rostos repuxados, as olheiras profundas, os olhares esquivos. Em contraste, as nossas roupas eram excêntricas e coloridas. Eu mesmo, que já preferia as cores escuras, o azul e o preto, havia sentido a necessidade de vestir um cachecol vermelho coral, me agarrando àquela cor como a um reservatório de energia.

O resultado do exame era — matéria sensível —, diria-se hoje. Para garantir a discrição, era entregue em um pequeno estúdio adjacente, a portas fechadas. Se o vírus não havia sido detectado, a operação era mais que rápida. Caso contrário...

Fui o primeiro a ser chamado. Quando abri o envelope e li — Negativo — respirei profundamente aliviado e, ao mesmo tempo, me prometi mais uma vez de, no futuro, tomar a máxima precaução. Depois foi a vez de Valério. Ele também sorriu aliviado: estava sadio como um peixe. Chamaram Júlio.

Na sala havia um grande relógio pendurado na parede, como único elemento decorativo. O ponteiro dos minutos avançava e ele ainda não havia voltado. Agora toda a nossa felicidade parecia cristalizada pela ansiedade. Por que não voltava? O que estavam lhe dizendo? Depois de quase meia-hora, a porta finalmente se abriu e ele apareceu. Se possível, estava mais pálido do que quando havia entrado, porém não nos disse nada.

Seguimos pelo corredor, em direção ao elevador. Uma vez dentro e quando começou a descer, Júlio apertou o botão de emergência.

— Sou soropositivo! — gritou, explodindo em lágrimas, enquanto agitava no ar o envelope com o resultado.

Nos abraçamos entre as lágrimas. Chorávamos todos os três compulsivamente.

Depois, porém, quando saímos pela rua, comportamo-nos como se nada fosse.

Aconteceu também conosco. Compartilhar o sofrimento de uma grande dor, para então seguir adiante. Cerrando os dentes, engolindo as lágrimas.

Viro para olhar-lhe e você me responde com um daqueles seus sorrisos velados.

Aquela parte de você que ainda pode me escutar se atormenta daquilo que está lhe acontecendo. Mas agora você está seguro. Agora eu vou cuidar de você. E seremos felizes. Dia após dia.

Mesmo se por ora Valério e eu fomos agraciados pelo destino, a doença tinha conseguido se insinuar entre nós, não podíamos virar para o outro lado, fingir que nada tivesse acontecido, voltar a levar a nossa mesma vida de sempre. A semente do mal tinha sido plantada em profundidade: passariam anos, talvez séculos, antes de poder derrotá-la de maneira definitiva.

Júlio desenvolveu muito rápido os sintomas iniciais da doença, em apenas alguns meses. Embora, até aquele maldito dia no ambulatório, quando abriu o envelope com o resultado descobrindo ter-se infectado, parecia explodir de saúde. Quase como se a consciência da doença tivesse acionado um mecanismo de não retorno, estragando rapidamente as suas defesas imunitárias e acelerando os processos degenerativos. Nós, amigos, nunca o deixávamos sozinho, fazíamos turnos. Foi internado, em uma área reservada às formas epidêmicas altamente contagiosas. Para entrar no seu quarto tínhamos que vestir camisas especiais, toucas e protetores de sapatos descartáveis.

A sua família era de Perugia. Além dos pais, que eram muito idosos e com necessidades especiais, tinha uma irmã com quem não falava há muito tempo. Ao considerar o decorrer dos eventos, decidi contatá-la. Tão logo lhe expliquei a situação, veio correndo para Roma. Para estar ao lado do irmão até as últimas, se mudou para uma pensão perto do hospital. Na tragédia, se não outra coisa, se reencontraram.

Júlio morreu no ano seguinte, 13 meses depois de descobrir estar doente. Após o funeral, na capela do hospital, a irmã quis abraçar todos, para nos agradecer, mas também para nos pedir que mantivéssemos a discrição sobre a causa de sua morte. A versão oficial, difundida pela família, foi — complicações causadas por pneumonia — Descobrir-se doente, para a maior parte das pessoas, significava morrer duas vezes. Pois ainda não havia um tratamento que realmente surtisse efeito, mas também porque imediatamente transformava-se em um empesteado. Se, infelizmente, o estado de saúde passasse a ser de domínio público, mesmo a sua identidade de ser humano, as esperanças, as paixões, os estudos que tinha feito, os livros que havia amado, tudo desaparecia no buraco negro da suspeita e da condenação moralista. Uma condenação que perdurava até mesmo depois da morte. Assim, preferia-se calar. Os amigos estendiam espessos véus de discrição, os parentes nunca evocavam a doença com o seu nome. Ou, como no caso de Júlio, preferiam chamar em causa uma outra doença, menos — infame — Eu gostaria de poder afirmar que hoje as coisas mudaram. E, realmente, ao menos em partes é assim. A *Aids* certamente não foi debelada, mas graças aos remédios é possível conviver com o vírus levando uma existência praticamente normal. Aquela outra morte, aquela social, porém, persiste. Ainda hoje admitir publicamente ser soropositivo significa criar um vazio em torno de si.

Depois de Júlio, perdi outros amigos. O vírus também estava se difundido entre os toxicômanos e, pouco a pouco, parou de fazer diferença de gênero. Com o passar do tempo, nos habituávamos a conviver com aquele inimigo invisível, capaz de entrar em nossas vidas de modo sorrateiro, transformando qualquer um em uma bomba humana.

Você é mais jovem. Você se apresentou ao amor já com a consciência do risco. Não passou pelo trauma de quem, como eu, viveu antes e depois. A inconsciência da liberdade e o desengano. Não leu nos olhos de um amigo o medo da morte. Porque naquele tempo ter *Aids* equivalia a uma condenação definitiva: enquanto o corpo privado de anticorpos sucumbia, a mente, dia após dia, regredia a pequenos pensamentos infantis, até se apagar completamente.

É, ao menos nisso, as doenças são iguais: mais ou menos velozes e, no final, atingem-lhe do mesmo e idêntico modo. Não posso deixar de pensar, enquanto lhe vejo passar uma mão entre os cabelos, em um gesto tão familiar para mim. É sempre você, o meu amor que senta ao meu lado, com quem corri embaixo da chuva, apostei corrida nas escadas para ver quem chegava primeiro para abrir a porta. O garoto com quem briguei e fiz as pazes centenas de vezes. E, mesmo assim, você é aquele homem da expressão indecifrável, perdido em um deserto cósmico que, de repente, pode me olhar como se não soubesse quem sou.

Quando me sinto afundar na onda do desespero, penso então no amor. Porque é o amor que nos salva, o amor muda tudo, o amor torna possível o impossível, belo o feio, aceitável o inaceitável. Mesmo se nos tira o sono, nos encurta o fôlego, nos invade cada pensamento, sem dar descanso. Mesmo se nos fere deixando uma marca indelével. Mesmo se nos consome em uma paixão não correspondida, que não acontece, não quer combater, mas à qual você se abandona completamente, degustando cada lágrima. Sim, até mesmo sofrer é melhor que suportar uma existência gélida. Porque, quando se ama, se vive, e sempre vale a pena. Seria capaz de fazer qualquer loucura em nome do amor. E gestos grandiosos. Poderia ultrapassar fronteiras nunca exploradas, construir um templo na floresta, um castelo no cume de uma montanha, transformar-se de vítima predestinada em herói. Porque o amor não obedece a nenhuma lógica humana.

— Já vi acontecer, sabia?

Estou pensando em Adriano. Olhos de contorno oriental e profundíssimos, maçãs do rosto altas e lábios carnudos. Parecia um pirata. Lindo de tirar o fôlego. Agradava a todos, homens e mulheres. Mesmo conduzindo uma vida um tanto quanto movimentada, tinha uma história de muitos anos com Sérgio, um arquiteto um pouco mais velho que ele.

Trabalhava em um escritório ministerial, mas ninguém nunca havia entendido bem o que fazia. Certamente não era o tipo com o qual falar de arte ou de filosofia, mas era brilhante, com a deixa sempre pronta. Amava se divertir, aproveitar tudo que a vida lhe oferecia.

Encontrei-o em um final de tarde em um bar na *Via del Corso*. Tinha entrado para um café. Ele estava saindo e quase nos chocamos na porta. Fazia um tempo que não o via por aí: habitualmente o encontrava na confeitaria embaixo de casa.

Cumprimentei-o calorosamente e perguntei por Sérgio, mais por educação do que outra coisa, dado que mal o conhecia.

— Morreu —, me respondeu, brutalmente. — Tinha *Aids*. Eu também tenho —, acrescentou sem rodeios.

Somente então, observando-o melhor, percebi aquela expressão quase febril nos olhos, que acrescentava à sua beleza um quê de sobrenatural. A doença, porém, ainda não parecia tê-lo tocado.

Não tínhamos compromissos iminentes, então convidei-o para entrar de novo e tomar algo juntos, enquanto me contava detalhes do que lhe havia acontecido.

Nos sentamos em uma mesinha de canto. Ele pediu um copo de uísque e então começou a falar.

Quando tinha descoberto estar doente, para Sérgio havia sido um banho de água fria. Nunca havia tido hábitos particularmente promíscuos. Fora casado por oito anos e durante todo o casamento tinha se comportado como marido fiel, mesmo se não houvesse filhos para salvaguardar. Tinha sempre sufocado qualquer outro desejo, até que não fosse a mulher a deixá-lo por outro. Somente então decidiu deixar de interpretar um papel que nunca tinha sido seu. Mas mesmo após essa decisão, coerentemente ao seu caráter reservado e solitário, havia mantido um estilo de vida esquivo, com poucas amizades. E as suas relações se podiam contar nos dedos das mãos.

Um dia havia feito o teste como todos, quase que por superstição. E porque era um homem que cuidava muito da saúde. Certamente, jamais teria imaginado ter sido infectado.

Quando lhe havia dito, Adriano tinha se sentido morrer por dentro. Ele sim que tinha tido mil e uma ocasiões de se contagiar e, por sua vez, contagiar. A última, somente alguns dias antes: mesmo amando Sérgio, não conseguia resistir à tentação de continuar a fazer conquistas. E sempre desafiando a sorte. Mas, ao contrário do seu companheiro, não tinha minimamente se preocupado em fazer o exame.

— Quando me confessou, pensei que se Sérgio tinha *Aids* a culpa era toda minha. E, ao contrário...—. Adriano parou para tomar um longo gole de uísque.

— E então? — perguntei.

— Fiz o teste e o resultado foi negativo: não tinha sido eu a contagiá-lo. Por ironia do destino, ele que não fumava, comia alimentos salutares, jogava tênis duas vezes por semana e há muito tempo amava somente eu, tinha contraído o vírus, enquanto eu, que o havia traído infinitas vezes e nunca havia feito nada para proteger a minha saúde, era saudável como um peixe —Havia uma nota de intolerável exasperação na sua voz, como se tivesse sido vítima de uma injustiça imperdoável. O sofrimento deve ter aberto feridas profundas no seu coração: não era mais o garoto jovial de um tempo, pronto a levar para o lado da brincadeira qualquer tentativa de se fazer um discurso sério. Agora diante de mim se sentava um homem forjado pela vida, capaz de experimentar a fundo os próprios sentimentos.

— E então, quando soube, quis tudo que era dele, inclusive a doença — acrescentou. Ao dizer, mudou de expressão e a sombra de um sorriso adoçou o seu rosto.

Naquele dia havia terminado de brincar de gato e rato com Sérgio, colocando a paciência à prova, aproveitando-se de uma relação em que ele era aquele que se fazia de difícil, enquanto o seu companheiro sofria em silêncio. Tinha deixado para sempre a vida frívola de um tempo quando, insaciável, saltava de festa em festa, de um amante a outro. O vírus trabalha freneticamente, levando embora uma coisa a cada dia. Faltava pouco tempo e ele teria dedicado tudo a seu homem.

— Por alguns meses nos amamos como nunca antes. Parecia que a doença tivesse concedido uma trégua. Então, passou a se fazer sentir. Acompanhava-o ao hospital para os exames e tratamentos experimentais que o reduzia a trapos. Entretanto, rezava para que o vírus também tivesse me pegado. Queria somente estar perto dele. Compartilhar tudo. A dor, a aniquilação, a morte.

— Depois de alguns meses, chegou a hora de Adriano repetir o teste. O resultado, desta vez, não o desiludiu.

Estava radiante. A enfermeira que há pouco havia me dado a notícia me olhava atônita, não conseguia entender a minha reação. Provavelmente, terá pensado que a doença já havia obscurecido a minha mente — observou, recuperando por um instante o seu antigo gosto pelas piadas.

Sérgio lutou por muito tempo, mas a infecção já havia se propagado por tudo. Um tempo era um homem alto, com o corpo magro, mas atlético. No final, tinha se transformado em uma larva, pele e osso. A sua boca tinha se enchido de aftas. Tinha os braços e o pescoço cheios de erupções cutâneas. Não se alimentava mais, tinha dificuldades para respirar, permanecia deitado e imóvel na cama, sem ter forças para se sentar.

Adriano tinha cuidado dele como de um recém-nascido. Dava-lhe de comer na boca, o lavava, lia-lhe o jornal, dava-lhe os remédios, fazia carinhos para que adormecesse. Não o abandonou, nem por um segundo, até o fim.

Perguntei-lhe se já estava tomando remédios e me impeli a observar que, talvez, beber álcool em seu estado de saúde não era o máximo, dado que pode contribuir para enfraquecer o sistema imunitário. Outra vez, me fulminou com um olhar totalmente direto que quase senti um tremor.

— Não tomo nenhum remédio, não me trato, não me interessa — disse com tom peremptório. Acrescentou: — Já faz dois meses que morreu —, terminou o uísque de um gole só.

Aquele gesto me fez entender mais uma vez que para ele agora se tratava somente de acelerar o processo. Na verdade, já estava morto.

Aquele encontro me deixou uma profunda tristeza. Tinha anoitecido e, caminhando para casa depois de me despedir, embora fosse um outono agradável, me senti repentinamente permeado por gelo. Pensei até mesmo estar com febre alta e, uma vez em casa, medi. Não havia nada errado, do ponto de vista físico: ver Adriano naquele estado, escutar as suas palavras, tinha simplesmente me congelado por dentro.

Existe um quê masoquista no amor, quando você pensa que realmente não o merece. É algo que acredito ter origens remotas. Se você cresce sem que ninguém lhe diga que você é belo ou que é bom, sem uma palavra de conforto que lhe dê a segurança de um lugar ao sol no mundo, nada será suficiente para compensar-lhe daquele silêncio. Por dentro será sempre uma criança faminta de gentileza, que se sente feia, incapaz e faltosa, seja o que for que aconteça. E não importa se, no meio tempo, você se transformou na mais bela das criaturas.

Desconheço que tipo de infância Adriano tenha tido, mas penso que possa ter experimentado algo do tipo. São velhas feridas que nunca cicatrizam. Que lhe levam a fazer-lhe mal, a jogar-lhe de cabeça baixa nas correntes dos sentimentos, em que a água é mais profunda, porque a dor é o único sabor que você conheceu do amor. Uma dor que você dá com facilidade, mas que também recebe.

Não sei se você está me escutando de verdade, enquanto contempla o bosque que passa veloz além da janela, mas faz muito tempo que queria lhe perguntar.

Por quê?

Como é possível que também uma pessoa como você, que tenho certeza cresceu com o afeto de pais mais que amáveis, possa se revelar assim tão pouco consciente da própria beleza, praticamente incapaz de reconhecê-la até mesmo diante da evidência de um espelho?

Quantas vezes lhe vi diminuir os seus méritos, desvalorizar as suas qualidades. Um homem atraente, inteligente e sensível, que se comporta como se fosse o ser mais desgraçado da face da terra.

Você viu aquele pássaro de topete e com as asas brancas e pretas que voou para além daquelas árvores? Parecia uma poupa. Foi você quem me ensinou a reconhecer os animais do bosque, eu, homem de cidade e de mar. As samambaias altas até a cintura, as avelãs e as castanheiras que escalam os declives da montanha, o terreno cheio de musgos, tocas e ramos secos que estalam sob os nossos passos: estes são os seus elementos.

Percebo que você se mexe no assento ao meu lado, apoia a testa na janela para ver melhor. Quase parece que o bosque lhe chama.

Amanhã deveria embarcar para Los Angeles. Seria convidado de honra em uma resenha de cinema europeu. Entretanto, cancelei todos os compromissos, joguei fora a agenda. Sei que o celular, em algum lugar dentro da minha bolsa de viagem, está vibrando, mas não me interessa. Coloquei no silencioso porque não quero ser incomodado. Não estou para ninguém. Quero estar somente para você. Mesmo se talvez agora você esteja mil milhas distante, perdido em seu bosque das maravilhas, contando os passos que lhe separam da cabana que construiu quando criança no meio da mata, à beira de um riacho. E a minha não é generosidade ou altruísmo ou bondade desinteressada. Faço-o por necessidade, porque sem você estou perdido.

Quantos dias realmente ficamos longe um do outro? Aconteceu somente duas vezes. Cinco noites sem você, em mais de dez anos juntos. E que sofrimento! Na primeira vez tinha ido a Nova Iorque. Você não pode me acompanhar porque o seu pai estava mal. Para ficar longe o menor tempo possível, havia concentrado os compromissos em poucas horas, inclusive uma noite de gala no *MoMA*. Enquanto estava lá, naqueles salões maravilhosos, custava a aproveitar a festa. Só pensava em você. Em você e onde estaria naquele preciso momento. O que fazia? Mesmo sem ter nenhum motivo, eu estava louco de ciúmes.

Tínhamos combinado de falar mais tarde naquela noite, e eu não via a hora de voltar para o hotel para mandar-lhe ao menos uma mensagem.

— *Sodadi* — escrevi.

— *Sodadi* — você respondeu.

É a nossa língua *secreta* da nostalgia.

Nos separamos ainda uma outra vez, somente por dois dias, em razão de uma breve viagem que fiz a Istambul para uma questão de família. Depois nunca mais aconteceu. E nunca mais acontecerá.

Porque nós dois somos uma coisa só, você sabe. Bebemos do mesmo copo, comemos do mesmo prato. Respiramos o mesmo ar, ocupamos o mesmo espaço. Não deixo de agradecer aos deuses por terem lhe colocado no meu caminho.

Parece absurdo, mas não é para todos. Não são todos que reconhecem a felicidade quando a encontram. Perceber que é precisamente aquela pessoa que vai mudar a sua vida, e que sem ela agora nada teria sentido. Quantas ocasiões são perdidas por causa dessa estranha forma de cegueira sentimental que impede de enxergar claramente dentro de nós! O mundo está cheio de homens e mulheres que tiveram a sua chance de amar e ser amados, mas não a aproveitaram. Ou desperdiçaram, passando o resto da própria existência arrependendo-se amargamente.

José, sabe, também jogou fora o amor da sua vida, muitos anos atrás, bem antes que você o conhecesse. A felicidade estava ao seu lado, mas ele não fazia nada além de se lamentar. José é o tipo que se empenha mais em moldar a realidade do que vivê-la: o seu problema sempre foi esse. Projetado como é no próprio mundo imaginário, esnoba a cotidianidade. Qualquer coisa que tenha o vago sabor da rotina para ele é um tédio. Nada nem ninguém estarão à altura daquilo que a sua férvida mente está sempre pronta a elaborar.

A vida, porém, sabe dar-lhe lições amargas, quando você se recusa a levá-la a sério.

Quando ele falava, por exemplo, Tiago parecia nunca acertar, embora estivessem juntos há alguns meses. Era um garoto de estatura baixa, magro, tímido e um pouco nervoso. José se agigantava ao lado dele, com a sua personalidade *histriônica*, mas no conjunto pareciam se compensar: quanto mais um fazia a primeira-dama, mais o outro parecia preocupado em ficar sempre um passo atrás, na sombra, para não roubar a cena. Tiago era um homem atento e generoso, pronto a ajudar em épocas de vacas magras, o que lhe acontecia com frequência, dado que José era agente, com sucessos alternados. Nessas insolvências, Tiago sempre estava presente, disponível e discreto. Uma vez lhe deu de presente uma geladeira. Nós amigos ficamos marcados por este gesto. Dar um eletrodoméstico, ainda por cima nada barato, feito para durar no tempo, nos pareceu a mais devota das demonstrações de amor. Como dizer:

— Estou com você e pretendo ficar por muito tempo — E mesmo assim, qualquer coisa que ele fizesse, José nunca se contentava.

Repreendia-o se tentava defender o seu lado durante uma vivaz discussão, mas também se simplesmente ficasse calado. No restaurante, depois de um farto almoço, era capaz de fazer uma cena só porque Tiago pedira ou renunciara a uma sobremesa hipercalórica. E tão logo ele não estivesse presente, aproveitava para se lamentar com crescente exasperação.

Você tem que saber que Tiago estudou arte, mas o seu sonho era desenhar tecidos, e em Roma teve que se adaptar como gráfico. Antes de encontrar José, porém, já cultivava a esperança que um incerto tio, proprietário de um pequeno ateliê de tecidos importantes em Bolonha, chamasse-o para trabalhar com ele.

— Quem dera fosse realmente — José começou a desejar sempre mais. — Não vejo a hora — repetia, bufando e revirando os olhos em sinal de sofrimento.

Uma noite voltou para casa e Tiago havia realmente ido embora.

Tinha desejado tanto, mas agora errava pelos cômodos vazios, à procura de qualquer vestígio seu, uma meia sem par, a caixa dos óculos. Tiago, porém, tinha levado embora todo o pouco que havia e José entrou em pânico e caiu no desespero.

Naturalmente, isso acontecia antes da invenção dos celulares, do contrário tudo poderia ter se resolvido com um banal suceder-se de mensagens e ligações. Naquela época, no entanto, cada gesto trazia consigo consequências definitivas. Nenhuma rede poderia atenuar a queda de quem brincava de acrobata, desafiando as leis da gravidade do amor. Não lembro como José soube mais tarde que, realmente, Tiago tinha ido a Bolonha.

O único rastro concreto para encontrá-lo era o tio, mas não sabia sequer o seu nome. Na esperança que fosse um tio paterno e, portanto, tivesse o mesmo sobrenome de Tiago, arranjou uma lista telefônica de Bolonha e começou a procurar. Encontrou cinco assinantes: ligou um a um, tomado por uma agitação que crescia, mas nenhum correspondia ao seu homem. Já não pensava em outra coisa a não ser nele e no terror de tê-lo perdido para sempre. Tinha absolutamente que falar com ele, dizer-lhe que havia errado, pedir-lhe perdão. Era ele o amor da sua vida!

Sempre mais desesperado, alguns dias depois decidiu ir a Bolonha: quem sabe, talvez lá poderia encontrá-lo.

Partiu logo cedo. No trem não fazia nada além de repassar mentalmente o seu plano embora fosse muito simples. Teria caminhado para cima e para baixo, percorrendo cada estrada e praça da cidade, no centro e na periferia, animado por absurdas esperanças de vê-lo aparecer em sua frente.

Já era noite quando voltou a Roma, os pés doloridos, um nó na garganta que trancava a respiração. A sua expedição tinha sido um fracasso total.

Apesar disso, antes da rendição definitiva, José voltou a Bolonha outras três vezes, todavia o milagre não aconteceu. Em dezenas de ocasiões parecia ter reconhecido Tiago na multidão, mas era sempre somente alguém parecido com ele.

Só soube dessas viagens recentemente. Como é praxe, José — Flash Back — ama deixar que os episódios de sua vida se sedimentem por muito tempo, antes que possam virar tema de uma narrativa.

Mas a história do seu amor perdido, porém, ainda não tinha terminado.

Passou alguns anos quando, em uma festa, José encontrou por acaso um tipo que havia trabalhado com Tiago. Disse-lhe que tinham ficado em contato por um tempo, até a tragédia.

— Que tragédia?

— Como assim, ninguém lhe disse? — Tiago morreu.

— Foi assim que veio a saber. Tiago tinha efetivamente ido a Bolonha onde havia realizado o sonho de ser designer têxtil. Mas o seu sonho tinha durado pouco. Uma noite, voltando para casa depois de uma festa na casa da montanha de uns amigos do tio, havia sofrido um terrível acidente. O carro saiu da pista chocando-se contra uma árvore e para ele não havia mais nada a ser feito. O tio havia-o enterrado em um pequeno cemitério no campo, a poucos quilômetros da cidade.

José não podia acreditar. No final, pediu as indicações de como chegar lá: teria ido verificar. Foi sozinho, como se vai a um encontro de amor, procurando aquele rosto sério e aflito que conhecia tão bem, entre dezenas e dezenas de retratos de defuntos, desbotados pelo tempo e pelas intempéries. Sepultura após sepultura, tinha percorrido as trilhas cobertas por brita, com a esperança de ter sido vítima de uma brincadeira de péssimo gosto, quase esperando que aparecesse na sua frente, satisfeito com a própria vingança, mas pronto para uma catártica pacificação. Mas Tiago estava realmente lá, embaixo da terra. Levou muito tempo para encontrá-lo, e agora ele já não poderia mais ouvir tudo aquilo que havia no coração para lhe dizer.

José ficou por muito tempo de pé diante da lápide em mármore alvo. Na foto em branco e preto, Tiago olhava-o sorridente, justamente ele que em vida foi sempre tão sério e aflito. Parecia até mesmo alegre, como se estivesse feliz em vê-lo chegar. Finalmente, o amor da sua vida naquele cemitério distante. Bem assim, José imaginou que o esperava: aonde quer que estivesse, Tiago sabia que ele o havia procurado tanto. Aquele sorriso era para José, no dia em que tivessem se reencontrado.

Hoje, talvez, a experiência tornou-o mais disponível a apreciar aquilo que o destino pode oferecer de belo. José ama a vida, que celebra colecionando aquelas histórias bizarras que depois nos conta no jantar, deliciando a nós, Múmias, o seu restrito público de amigos. Nunca conheci ninguém que soubesse narrar melhor do que ele, encantando qualquer um que o escute. Quando nos reunimos, se está no espírito justo, toma a palavra e ninguém mais o segura. Nós o escutamos com atenção. Como um ator calejado, mergulha não em um personagem, mas em um exército de personagens, muda inclusive voz e postura. Cria um cenário por meio do qual nos conduz em uma viagem fantasmagórica, cheia de episódios absurdos, dos quais quase sempre atesta ter sido protagonista ou, ao menos, testemunha. Dá vida a sátiras e cenas que, suspeitamos, nunca aconteceram na realidade.

Às vezes, ele mesmo parece viver em uma dimensão paralela, onde tudo é possível, até o inexplicável. É como se, no afã de usar a imaginação, José terminasse por atrair à própria órbita eventos surreais e, até mesmo, paranormais, dos quais provavelmente nenhum outro comum mortal sequer teria se dado conta.

Como quando veio morar em nosso bairro, perto da gente. Havia alugado um apartamento no terceiro andar de um prédio recém-reformado. Era um edifício bombardeado durante a guerra que, por razões misteriosas, ficou abandonado por muitos anos em completa ruína: o teto caído em vários pontos, os parapeitos das sacadas instáveis, inteiras seções de cômodos, uma cozinha, um quarto de crianças; expostas às intempéries, quase a testemunhar a violência da vida doméstica violada. Mas agora, graças a uma operação imobiliária em grande estilo, o prédio tinha sido inteiramente reconstruído e renovado.

Recém-entrado na nova casa, ele passou a sentir estranhas presenças. Como bom vizinho, sempre vinha me visitar. Inclusive logo cedo, e juntos tomávamos café da manhã. Sentado diante do café com leite, às vezes me atualizava sobre os cada vez mais inquietantes fenômenos que pareciam se manifestar no seu apartamento. Na noite anterior, me contava, enquanto estava tranquilo no sofá assistindo à televisão, tinha percebido algo se mexer atrás dele. Paralisado pelo terror, virou para trás, e viu uma mulher vestida de preto, que o fixava do fundo da sala. Uma tarde tinha subido no terraço condominial e lhe apareceu uma menina vestida de marinheiro, como se usava nos anos 30, que brincava com uma velha bicicleta. Imediatamente se informou, mas entre os inquilinos ninguém tinha filhos daquela idade. Uma outra noite, estava já debaixo das cobertas e pegava no sono quando alguém se deitou na cama às suas costas.

— Quem era? — perguntei, curioso.

— Não sei, preferi não descobrir, — me respondeu laconicamente. Tinha ficado ali, imóvel, e mesmo assim conseguiu pegar no sono.

Embora fosse difícil acreditar nele, até mesmo as suas afirmações mais inverossímeis pareciam embasadas em provas incontestáveis e por diversas testemunhas.

Um dia as persianas da cozinha tinham voado, e em outro o aquecedor de água novo de fábrica tinha queimado de repente e sem nenhuma razão aparente. Todas as manhãs, por volta das dez, se ouviam golpes secos acompanhados por rumores mais agudos, como se alguém arrastasse alguma coisa, e não dava para entender de onde vinham.

No decorrer de uma semana, a diarista pediu demissão: aquele apartamento a angustiava, aconteciam muitas coisas inexplicáveis. A sua mãe chegou em visita da Sicília, terra de origem de José: deveria ter ficado ao menos um mês, mas depois de três dias fechou as malas e foi embora, não sem antes fazer o filho prometer que se mudaria o quanto antes.

Apesar de tudo, José permaneceu ali por muito anos. Superado o choque inicial, conviver com os fantasmas deveria ter-lhe parecido a acomodação ideal, dado que não suportava a ideia de dividir com nenhum ser humano os próprios espaços cotidianos, mas ao mesmo tempo sofria a solidão.

Quantas brincadeiras saudáveis fizemos sobre ele nos jantares das Múmias. Dedicar ao menos uma piada aos — fantasmas— de José, tinha se transformado quase um ritual. Na realidade, como vim a descobrir em seguida, não havia motivo para risadas. Para quem acreditasse ou não, aquelas misteriosas presenças selavam um triste segredo. Quem me contou foi um velho porteiro do bairro. Me informou que durante a guerra o apartamento havia sido palco de uma tragédia. A mulher que morava ali havia se jogado de uma janela junto com a filha de 8 anos, durante um dos bombardeios.

Não sei por que, mas ultimamente José tem gostado muito de contar sobre o meu funeral.

Será celebrado na basílica de *Santa Maria in Montesanto*, a igreja dos artistas, na *Piazza del Popolo*. Todos os amigos mais caros, todavia, já terão morrido, detém-se a precisar José. Todos menos ele, naturalmente, que terá 118 anos e, ajudado por Luz, àquela altura uma senhora de 68 anos, providenciará a cerimônia. Me vestirá com um dos meus melhores trajes completos de *Giorgio Armani,* mas o resto do meu guarda-roupas pegará para ele. Tanto faz, para mim não servirá para mais nada... José ama destacar que vestirá um terno idêntico àquele que terá escolhido para mim, para a minha última viagem. Antes, porém, deverá pedir ao costureiro que o aperte um pouco, porque ele é muito mais magro. Enquanto eu estava vivo, continua perfidamente com um sorriso nos lábios, me fez sempre acreditar ser um homem atlético e em perfeita forma, mas não era absolutamente verdade...

Na igreja haverá muita gente, profissionais do cinema, atores, figurantes, técnicos, agentes. Entre eles, Margherita Buy, ela também ultra centenária, mas inoxidável, depositará sobre o meu féretro um buquê de rosas vermelhas. Os enfeites, as coroas de flores, o livro dos participantes, a música: cada mínimo detalhe será cuidado por José com atenção obsessiva. E, sempre ele, cantará com entusiasmo *Racconterai* de *Patty Pravo*, lacerando a multidão em lágrimas quando o caixão será levado para fora e colocado em uma limusine.

No afã de falar da minha morte, José deve ter alongado a minha vida em ao menos cem anos. Justamente eu que, por ironia do destino, a cada dia que passa me convenço mais da inutilidade de viver sem a força do seu amor.

IX
A coragem de ser quem se é

Percebo que suspira ao meu lado, a testa apoiada sobre o assento. Você está aqui e sinto nostalgia. — *Sodadi* — sussurro com um fio de voz, retomando a nossa antiga fórmula de amor.

Gostaria de parar no meio desta estreita estrada de montanha para ter certeza da sua presença, para abraçar-lhe e cuidar de você. Em vez disso, aperto as mãos no volante até as pontas dos dedos ficarem brancas. Seguro firme e continuo a minha história porque resta pouco tempo.

No mundo que amo, cada um pode ser simplesmente quem se é, com naturalidade e liberdade, sem por isso se sentir julgado. Pode se vestir como quiser, dançar como vier, cantar alto à noite se tem vontade de fazer com que todos saibam que é feliz. Pode alimentar seus sonhos, cultivar desejos, semear o próprio futuro com novas esperanças. Pode chamar o seu amor em voz alta pelo nome, sem se preocupar se alguém poderá se sentir incomodado.

Às vezes, porém, o destino se diverte em criar obstáculos impossíveis de se prever.

Foi o que aconteceu com Marcelo, um brasileiro que conheci anos atrás em um concerto de sonatas de *Bach* no auditório de Santa Cecília. Terminada a escola média em São Paulo, onde nasceu e cresceu, tinha decidido se mudar para Roma para estudar piano e música. Seus pais eram de origem italiana, já de segunda geração. O avô paterno era da província de Benevento e havia aberto no Brasil uma pequena fábrica de biscoitos e doces, que no decorrer dos anos tinha se transformado em uma das mais importantes realidades da indústria alimentar do país. O pai, seu Augusto, vivia exclusivamente para o trabalho.

Apesar de Marcelo falar dele como sendo um homem rude, à antiga, percebia-se o quanto lhe era afeiçoado. Era muito ligado à mãe, dona Maria de Nazaré: mesmo com o fuso horário desfavorável, se telefonavam quase todos os dias. Tinha um irmão mais velho, Ricardo, de quem sempre falava, e uma avalanche de tios e primos, dos quais amava contar piadas muito divertidas. Uma família ideal, em síntese. E os pais sempre deram por certo que primeiramente os filhos e depois os netos teriam se sucedido na administração da empresa assegurando a sua continuidade, de geração em geração.

Crescendo, Marcelo, que quando criança era simpático e um pouco atrapalhado, tinha se transformado em uma autêntica beleza. Aonde quer que fosse, terminava rodeado de garotas convencidas de reconhecer nele o próprio homem ideal. Ele gostava um pouco disso e quase sempre brincava com elas no fio da ambiguidade, até que elas se cansavam ou se contentavam em ser somente amigas. Porque as mulheres, na realidade, não interessavam a Marcelo e formar uma família tradicional, como imaginavam os seus pais, não se encaixava exatamente em seus planos.

Como, de resto, não se encaixava nos próprios projetos a fábrica de doces. Amava outras coisas, a música sobretudo. Assim, enquanto o seu irmão Ricardo, ainda fresco da formatura em economia, já se sentava no conselho de administração, Marcelo, terminado o colegial, tinha secretamente se inscrito para entrar na Academia de Santa Cecília de Roma. Havia estudado piano desde pequeno, e sobre isso os pais não teriam nada a dizer, até porque sempre foi uma criança cheia de interesses, praticava karatê e jogava tênis muito bem. Quando pediu a mãe para fazer aulas de canto, é verdade, ela torceu um pouco o nariz, mas apesar disso ele tinha ótimas notas na escola e logo teria passado para a faculdade de engenharia da Universidade de São Paulo; que mal poderia ter se ele se deleitasse um pouco mais com aquelas atividades artísticas? A seu pai, na fábrica 12 horas por dia, não havia sequer informado.

No dia em que chegou a comunicação oficial de que o seu pedido de inscrição na Santa Cecília tinha sido aceito, Marcelo parecia explodir de felicidade. Mas como dizê-lo a seus pais? A solução mais arriscada era também a mais fácil: teria simplesmente evitado contar. Por que, em vez disso, não expressar o desejo de completar a própria formação no exterior, inscrevendo-se na faculdade de engenharia da Universidade de Roma, por exemplo? Afinal, não era isso que fazia boa parte dos amigos de seus pais, que mandavam os próprios rebentos estudar na Europa ou nos Estados Unidos, antes de fazê-los tomar as rédeas dos diversos negócios de família? A Itália, além do mais, era ou não a sua pátria do coração?

Marcelo expôs as próprias intenções com um tal fervor que, primeiramente a mãe e logo depois o pai, consentiram com facilidade. Aliás, ficaram entusiasmados com aquela decisão, como se a ideia tivesse sido deles. O segundo filho teria, portanto, estudado engenharia em Roma, estava decidido. O fato que a mesma cidade sediasse casualmente um dos templos mundiais da música passou, contudo, despercebido.

Dona Maria de Nazaré, por meio de conhecidos, encontrou-lhe um delicioso três quartos em *Trastevere*. Depois de ter certeza que ao menos um cômodo era grande o suficiente para receber comodamente um piano de cauda, Marcelo havia feito as malas e partira.

Quando o conheci estava quase se formando. Nos uniam diversos amigos em comum, por isso nos víamos quase sempre.

Junto com dois colegas da academia tinha formado um trio de jazz: quando tocavam em algum lugar sempre me convidava. Até que em uma noite em que tinha ido vê-lo tocar, me disse que, mesmo a contragosto, dentro de poucas semanas voltaria ao Brasil. Pretendia tentar a carreira musical como cantor em seu país. Ao se despedir, me deixou o seu telefone em São Paulo.

Assim, algum tempo depois, quando recebi um convite para ir ao Rio de Janeiro para a apresentação de um filme meu, dentro de uma resenha sobre cinema europeu, naturalmente quis procurá-lo. Marcelo ficou muito feliz em me ouvir. Me disse que, por coincidência, no dia seguinte deveria vir ao Rio. Não via a hora de me encontrar e, se não fosse um problema, viria também Ricardo, seu irmão, que viajava com ele.

Nos encontramos em um elegante restaurante especializado em frutos do mar, no Leblon. Os dois irmãos se pareciam muito, embora Ricardo fosse ligeiramente mais alto e tivesse os olhos escuros. Quanto a Marcelo, estava mais bronzeado e atlético de como me lembrava. Me contou que, vindo muitas vezes ao Rio, e ficando a poucos metros da praia, surfava com mais frequência. Sempre gostou de cavalgar as ondas, mas quando vivia estavelmente em São Paulo, longe cerca de 80 quilômetros do oceano, raramente podia se dedicar ao esporte.

Entre uma caipirinha e uma moqueca de peixe, eu observava os irmãos com atenção. A intuição estava me sugerindo que, por incrível que pudesse ser, Ricardo também era *gay*. Assim, quando se despediu para ir a um compromisso de trabalho, sozinho com Marcelo, não me contive em fazer-lhe a pergunta que tinha na ponta da língua há um bom tempo.

— Mas o seu irmão, ele também é...?

— Sim. Isso mesmo. Isso que é uma coincidência, não? Há alguns meses anunciou na família. — O tom de voz revelava uma nota de amarga exasperação. Ao que parecia, não estava nada contente e lhe perguntei o porquê.

— Contente? Arruinou a minha vida! — me respondeu de volta.

Marcelo tinha voltado ao Brasil cheio de bons propósitos, mais do que nunca determinado a colocar ordem em sua vida e dizer finalmente toda a verdade a seus pais: que a ele não interessavam nem os biscoitos nem as garotas, muito menos, a engenharia. Tal era a vontade de se liberar de todos os fardos, que havia iniciado a desabafar com o irmão no carro, durante o trajeto do aeroporto internacional até em casa, uma mansão de três andares circundada por muros altos e com um sistema de vigilância 24h, em um bairro residencial muito exclusivo.

Ao longo da estrada de seis pistas sucediam-se conglomerados de favelas, às vezes interrompidos por algum arranha-céu solitário. Seu irmão tinha ido pegá-lo com um carro zero quilômetro, um *Jeep* com os vidros escurecidos e à prova de balas que parecia uma camionete das divisões especiais da polícia. Estando na Europa todo aquele tempo, Marcelo havia quase se esquecido do quanto o medo de sequestros, assaltos e violência no Brasil condicionasse a vida de quem possuía muito, quando, ao contrário, a maior parte da população não tinha nada. O irmão, ao seu lado, dirigia envolvido por um insólito silêncio, mas na hora não deu bola, distraído como era com os próprios pensamentos.

Era um domingo de manhã e a família, como manda a tradição, se reuniria para o almoço, ainda mais especial com a volta do — filho engenheiro. — À mesa, naquele dia, finalmente declararia a própria homossexualidade, havia especificado, desviando por um instante o olhar daquela paisagem atroz para observar a reação de Ricardo. Havia-lhe lançado um olhar de surpresa, mas logo após voltou a fixar a estrada diante de si, retomando a sua habitual expressão enigmática, a mesma com a qual quando criança anunciava ao avô, xeque-mate! — tirando o rei do tabuleiro pela milésima vez.

— Eu lhe deixei atônito? Diz a verdade: você nunca suspeitou que eu fosse *gay*? — perguntou, à queima-roupa Marcelo, no afã de provocar-lhe ao menos uma reação.

Mas Ricardo parecia de novo totalmente absorto em dirigir e no papel de irmão mais velho calejado, — que sabe tudo e nada o perturba. — Tinha se limitado a sublinhar que não era hábito seu meter-se nas escolhas das pessoas, mesmo as mais caras, sobretudo se diziam respeito à esfera sexual.

Depois de uma pausa, porém, acrescentou: — De qualquer modo, você tem todo o meu apoio!

Marcelo tinha percebido algo de forçado no tom de voz, mas também era verdade que seu irmão tinha um caráter que definir fechado era pouco e, além disso, fazia ao menos dois anos que não se viam. Feitas tais considerações, tinha decidido que não era o caso de paranoias e que era melhor se concentrar sobre o futuro imediato.

— Eu estava tão entusiasmado, tão cheio de energia, pronto para finalmente tomar as rédeas do destino em meu país, de onde estava longe há tanto tempo...—, me confessou tomando um gole de uísque que o garçom havia recém-servido, enquanto a voz lhe falhava em uma curiosa inflexão de arrependimento.

Por que aquele tom trágico? Sempre mais curioso, convidei-o a se explicar melhor.

Mas ele, que amava reviravoltas, quis continuar a contar a história à sua maneira.

Em casa todos o esperavam como um herói que volta vencedor de uma batalha. Os filhos adolescentes de um primo de segundo grau, com a ajuda de alguns garçons, haviam inclusive decorado a alameda do parque que levava à entrada da mansão com faixas de boas-vindas. Quanto à sua mãe, havia pessoalmente preparado os *maccaroni* ao forno em sua homenagem.

Durante todo o almoço Marcelo não tinha feito nada além de sentir a batida do coração aumentar de volume, pulsação após pulsação. Era ensurdecedor, mas tinha que resistir até a sobremesa. Havia estabelecido, na prática, falar somente então e não tinha nenhuma intenção de mudar o seu plano justamente agora.

Repetia mentalmente o seu discurso há semanas. Havia pensado naquele momento centenas de vezes e cada coisa estava procedendo no exato modo com que ele havia imaginado, como se todos estivessem seguindo nos mínimos detalhes um roteiro escrito por ele.

Para a sobremesa, seu pai quis que experimentassem um bolo, de receita inédita, que — teria revolucionado o gosto dos brasileiros, grandes e pequenos — Tratava-se de um panetone de chocolate com castanhas do Pará, criado pelo centro de pesquisa de novos produtos. Alguém abriu uma garrafa de espumante produzido por uma pequena casa agrícola do Rio Grande do Sul. Tenso a ponto de ter espasmos por aquilo que estava para fazer, ele se sentia quase distante. Tinha a sensação de estar em uma bolha de cristal. Uma bolha que estava, finalmente, prestes a estourar. Havia enchido a taça de vinho, tomando um gole generoso para ter coragem, tinha inspirado profundamente e...

— Tenho um anúncio muito importante para fazer! — ouviu alguém dizer. Que estranho, era como se lhe tivessem roubado as palavras da boca.

Focalizou quem as havia pronunciado: Ricardo! Foi tomado por um medo absurdo.

Um pressentimento. O que deveria comunicar de tão importante? E por que justamente agora? Talvez quisesse revelar a todos o segredo que lhe havia confiado pouco antes, antecipando inutilmente a sua confissão?

— Tenho um anúncio muito importante a fazer: sou *gay* e não pretendo mais esconder como fiz todos esses anos

— O alegre falatório na sala tinha terminado repentinamente, como se alguém tivesse acionado um interruptor. No silêncio geral, levantou-se a voz de seu pai.

— Me passa a garrafa Maria, este espumante não deixa nada a desejar àqueles italianos. Que estou dizendo! Tampouco aos franceses! Não é, Ricardo? Lembra quando enfrentamos de mãos vazias aquele porco selvagem que havia nos seguido enquanto fazíamos *jogging* na estância perto de Porto Alegre? E a final do torneio de futebol da empresa no ano passado? Quantas dessas garrafas abrimos na premiação? — Seu Augusto estava evidentemente seguindo uma estratégia dupla: fingir não ter escutado nada e retomar episódios que transpiravam virilidade para neutralizar toda possível ameaça ao seu mundo de certezas. Em um outro momento Marcelo teria rido, agora estava somente aniquilado.

Alguém, o seu irmão, havia-lhe roubado a liberdade. Assim tinha-o fixado com furor e Ricardo, em resposta, havia-lhe dado de ombros. O seu olhar parecia dizer:

— Me desculpe, não pude me comportar de outro jeito: ou eu ou você!

— Talvez não tenha entendido o que eu acabei de falar, papai, então repito com palavras que para você certamente são mais claras: sou *viado,* e não tenho mais nenhuma intenção de escondê-lo. — Jogou o guardanapo sobre a mesa e foi embora.

O pai tinha começado a gritar segurando a garrafa como se quisesse lançá-la pelo ar, o rosto vermelho, os olhos fora das órbitas. Dona Maria de Nazaré, ao contrário, palidíssima, quase desmaiou sobre a mesa do almoço. As cunhadas se abanavam com seus grandes leques, dando ordens peremptórias aos empregados para que abrissem as janelas, já que — faltava ar — e a pobre matriarca — tinha que respirar.

E ele, Marcelo, havia assistido àquela baderna como um espectador anônimo que assiste a um filme que parece inspirado na sua vida, mas no qual nada acontece como deveria acontecer. Estupefato e infeliz, havia escutado o pai, com o rosto sempre mais vermelho, gritar epítetos irrepetíveis ao discurso de Ricardo, rodando a garrafa para cima e para baixo, acompanhado pelos gritos dos parentes, enquanto as babás corriam para tomar conta das crianças, algumas às lágrimas, outras eletrizadas por todo aquele clamor.

— Ninguém mais pronuncie o nome de Ricardo nesta família! De hoje em diante não o conheço mais: não merece mais um lugar nesta casa e na fábrica! —Depois de ter pronunciado tal edito, seu pai havia se voltado a ele:

— Marcelo, você nunca me desiludiu, você é sangue do meu sangue e, agora que voltou, entrará na empresa e junto faremos grandes, grandíssimas coisas! Agora cabe a você dar herdeiros a esta família — O vinho que até poucos instantes atrás havia acentuado a sua ira, agora o havia deixado excessivamente sentimental. Tinha apertado Marcelo com um abraço masculino, imediatamente seguido por violentos tapas nas costas.

Precisamente naquele instante, ouviu-se uma queda: dona Maria de Nazaré, que há alguns anos estava em crescente sobrepeso e havia atingido a relevante marca de 97 quilos, enquanto seguia o conselho da cunhada para ir descansar na cama, tinha caído por terra, vítima de um mal-estar, quebrando em duas a mesinha de chá.

Nesse ponto a história de Marcelo tinha ficado realmente absurda e estourei rindo-lhe literalmente na cara. Sabia de muitas coisas sobre o seu relato para não achar cômica a situação na qual tinha se metido. — Não tem nada de engraçado! — observou ele ofendido. Mas depois riu junto comigo: Marcelo sempre foi um garoto espirituoso e dotado de auto ironia.

— Percebe em que dificuldade Ricardo me meteu? Você acredita? De repente, justamente eu que há anos já me sentia mil milhas distante da minha família e tinha voltado somente para confessar a verdade, fui catapultado ao centro de todas as expectativas.

Tinha me transformado na única esperança deles! —, me disse se acalorando novamente.

Seu pai era sujeito a violentos ataques de ira, que porém se esvaziavam rapidamente. E, na verdade, em poucos dias já havia se esquecido das palavras de fogo pronunciadas contra Ricardo.

Dona Maria de Nazaré, ao contrário, não se conformava de nunca ter percebido nada. Certas coisas uma mãe deveria intuir...

— Você tem que me ajudar a entender! — suplicava a Marcelo, secando as lágrimas com um dos seus lencinhos bordados a mão, perfumados de baunilha. Deitada na cama, a cabeça já cândida apoiada em um monte de travesseiros em diversos tons de rosa, parecia uma versão envelhecida de Nossa Senhora das Dores circundada de flores, retratada no pequeno quadro apoiado na parede precisamente acima dela, uma imagem preciosa, de poderes milagrosos, ao menos assim dizia o avô que a trouxe de navio da Itália, escondida entre as peças íntimas na única mala de emigrante.

O que mais a atormentava era que em todos aqueles anos Ricardo, fez tudo embaixo do seu nariz.

Tia Lucia e tia Ana Carla, as irmãs do pai, também não se conformavam. Tampouco elas haviam notado alguma coisa e agora se sentiam traídas por Ricardo. Mas como? Os homossexuais não falavam em falsete? Não riam de modo agudo como as mulheres? Não caminhavam rebolando? Não vestiam camisas de cores extravagantes combinando lenços temáticos? Aquele sobrinho, ao contrário, sempre tinha se vestido de modo ultraclássico em azul ou, no máximo, marrom ou verde musgo... Quando pequeno jogava bola, já crescido ia à caça com seu pai: essas eram coisas de homem, ou não?

Perguntei a que ponto a situação estava agora, dado que, ao que parecia, tinham perdoado Ricardo.

— A que ponto está a situação? Simples! Dentro de poucos meses me caso! Essa é a situação! — Me respondeu, com os olhos vidrados pelo desespero.

A coisa mais absurda era que agora justamente Ricardo defendia a importância de assegurar uma continuidade à empresa da família, até mais que o pai. Marcelo parecia ter caído em uma armadilha sem saída.

Para não desiludir seus pais com um descontentamento que poderia ter sido muito pesado para ser suportado, havia calado a realidade e tinha se sacrificado no altar das expectativas deles. Já esvaziado de cada um de seus reais interesses, havia aceitado trabalhar na fábrica. Seu Augusto o havia confiado a um de seus colaboradores mais especiais, Luiz Fernando, que dirigia o setor de marketing. Este homem pequeno e redondo de temperamento vivaz, colocou-o embaixo de suas asas. O fez passar pelos vários setores do estabelecimento, mostrou gráficos e números completamente incompreensíveis para ele. Foram dias terríveis: no afã de fingir e tentar evitar uma gafe depois da outra, à noite sofria com uma dor de cabeça lancinante.

Luiz Fernando tinha uma filha, Beatriz, uma garota graciosa e muito determinada a fazer carreira na sociedade paulistana como organizadora de eventos. Aos 25 anos, já tinha uma empresa de *catering* e estava para abrir um local especializado em sanduíches gastronômicos para combinar com uma prestigiosa carta de vinhos, uma fórmula importada diretamente de Milão. A família de Beatriz também era italiana, mesmo que somente por parte de mãe. Marcelo logo percebeu sobre ele não somente os olhos dos pais, mas também os de Luiz Fernando. E de Beatriz, naturalmente…

Não me contive e estourei em risadas novamente. Era o Marcelo que eu conheci que estava me falando de uma mulher?

— Você é cruel! — observou ele, com a voz trêmula. Estava a ponto de chorar. Porém, logo se recuperou e continuou a contar.

A iniciar foram as tias, observando quase por acaso que ele, Marcelo, e Beatriz, tão belos e cheios de vida, pareciam feitos um para o outro; depois disso ver-se oficialmente comprometido com ela foi questão de pouco tempo. Era como se tudo já tivesse sido decidido. Alguém tinha substituído o seu roteiro por outro, no qual ele e Beatriz em breve teriam se transformado em marido e mulher.

— Portanto, agora você vai se casar e está na chefia da empresa? Você é o rei brasileiro dos panetones? — perguntei-lhe, na tentativa de desdramatizar com uma piada espirituosa.

Mas as coisas, para a sua sorte, não tinham acontecido assim.

Ao menos no trabalho Ricardo o ajudou. Pois ele sabia como tocar os negócios e, diferentemente de Marcelo, esse era o seu elemento natural. E, algo mais importante, amava a empresa. Conhecia cada centímetro do estabelecimento, cada funcionário, cada maquinário. A fábrica era sua casa. E não poderia ficar longe do rumor de fundo das gigantescas amassadeiras em ação, da dança dos distribuidores automáticos de uvas e cristalizados, dos fornos, das cintas transportadoras que levavam todos os dias centenas de milhares de doces diretamente aos depósitos.

Seu Augusto, por sua vez, podia até mesmo ser o pior retrógrado na face da terra, mas, uma vez esfriada a raiva, havia-lhe recebido de volta à fábrica de braços abertos.

Sabia perfeitamente que Ricardo era muito precioso para o futuro da empresa. E sabia também que não era mais capaz de atender às demandas do mercado como quando tinha 30 anos: o cenário havia mudado, aliás, estava em contínua evolução, no comando era preciso uma pessoa jovem, dinâmica e preparada. E não sendo um inexperiente, sabia tão bem o quanto Marcelo, aquele seu filho tão amado, não fora feito para o mundo dos negócios.

Portanto, para o bem da empresa, Ricardo tinha recuperado seu lugar. Aliás, na realidade nunca o havia perdido. Em troca, tinha se comprometido em manter discrição sobre sua vida afetiva.

Livre do compromisso na empresa da família Marcelo, com as devidas precauções, tinha finalmente ousado revelar que se sentia músico a todos os efeitos. Por iniciativa dele, havia realizado um pequeno concerto para a mãe, que ficou deliciada. Isso lhe deu a coragem de revelar que, na realidade, na Itália não tinha feito faculdade, mas conseguido o diploma de aperfeiçoamento em piano na Academia de Santa Cecília, um dos institutos musicais mais prestigiosos do mundo. Na faculdade de engenharia de Roma sequer havia colocado os pés, mas esse detalhe guardou para si. Na prática, havia trocado a música pelo amor.

— Mas é realmente necessário que você se case? — perguntei.

— Sim, tenho que ter filhos, os meus pais já esperam... Não falam de outra coisa... — me respondeu com um relâmpago de desespero nos olhos.

Alguns meses mais tarde, recebi o convite. Aquele casamento seria realmente celebrado! Não fui: teria rido o tempo todo. E meu sangue teria fervido. As justificativas de Marcelo não me convenceram por nada: penso que é uma loucura não ter a coragem de viver a própria vida.

De amigos em comum soube que mais tarde havia se mudado de São Paulo para o Rio onde estava gravando o primeiro disco, uma coletânea de baladas inspiradas nos ritmos da Bossa Nova do final dos anos 50. Quando foi lançado, você comprou para mim, lembra? Escutávamos quase sempre. A um certo ponto desapareceu, talvez tenha emprestado para alguém que nunca mais me devolveu.

Faz anos que também perdi os rastros de Marcelo. Imagino-o finalmente em paz consigo mesmo e com sua família, que toca o piano de bermuda, na sala de um grande apartamento com vista para o mar, em um andar alto de um arranha-céu do Leblon ou da Barra da Tijuca, a prancha de surf apoiada perto da porta pronta para ser usada.

Quem sabe se teve filhos? Quem sabe se encontrou um modo para ser feliz?

Quando garoto Marcelo soube esperar a onda perfeita. Aguardou o momento mais oportuno para cortar o cordão umbilical e realizar seus sonhos. Mas depois encalhou.

A vida nunca é exatamente como queremos: sempre nos oferece surpresas e, quanto mais somos capazes de nos adaptar às mudanças de programa, melhor é. O importante, porém, é jamais trairmos a nós mesmos porque se teimamos em não escutar o amor estamos perdidos.

Eu e você falamos sobre isso tantas vezes. E as nossas famílias, mesmo tão distantes geograficamente e culturalmente, em relação ao respeito e à abertura mental falam a mesma língua. Muitos garotos *gays*, por outro lado, ainda vivem os próprios sentimentos como um segredo a ser mantido escondido. Um segredo que muitas vezes está diante dos olhos de quem quiser ver, mas que todos fazem de conta não enxergar. Porque em razão do jogo de espelhos da hipocrisia, até que nenhuma palavra seja pronunciada, todos podem virar a cara fingindo que nada é como parece ser. E, no entanto, vive-se pela metade ou tenta-se equilibrar sobre o fio da vida dupla sem nunca poder se sentir inteiro, porque entre você e o medo e a simples felicidade de existir plenamente se elevam preconceitos monumentais, capazes de revelar uma dureza granítica tão logo contra eles se esbarre. Ainda hoje, e onde menos se espera.

Não é necessário se surpreender, portanto, se alguns de nós escolhem o silêncio. Ou fazem como Vera, muitos anos atrás, quando ainda se chamava Mário, e deixam o lugar onde nascera, construindo uma outra vida e uma outra identidade o mais longe possível de casa. Mas, ao contrário, há quem encontre aquela coragem de ser si mesmo, apesar de tudo. Mesmo se o preço a pagar se revele muito, demasiado alto.

Há alguns anos durante uma entrevista, pela primeira vez decidi falar sobre mim e não de meus filmes. Fiz isso por esses garotos, mas também por suas famílias. Foi como dizer para cada um deles que não está sozinho, abraçá-lo e apoiá-lo, na esperança de transmitir-lhe um pouco daquela força que o ajudará a se defender e a continuar pela estrada que escolheu.

Poucos dias depois da publicação da entrevista, um jornal turco escreveu um artigo me depreciando, uma concentração de preconceitos e falsidade. O pior era o título:

— *Confesso, sou viado.* — Não estava entre as leituras habituais de minha mãe, mas infelizmente caiu em suas mãos.

À noite ela me ligou para falar sobre o acontecido.

— Sei tudo sobre você desde que nasceu, que necessidade havia em dizê-lo ao mundo? — me repreendeu com doçura.

O artigo lhe havia ferido e eu me arrependi profundamente. Mas era o preço da notoriedade. Quanto mais você se expõe maiores serão as armas à disposição de quem quer lhe atingir. Por sorte, porém, as vezes em que a imprensa falava de mim de modo positivo superavam amplamente aquelas em sentido oposto.

— Quando um jornal publica a notícia que ganhei um prêmio ou que recebi um reconhecimento qualquer, você fica orgulhosa, não? — me permiti rebater observando que, além do mais, acontecia muito frequentemente.

Ficou um instante em silêncio, como se avaliasse um ponto de vista que antes não havia levado em consideração, e logo me deu razão. O assunto estava encerrado. Chegou a pedir desculpas.

Naquela ocasião, mais uma vez, senti uma profunda admiração por minha mãe, tão amável, aberta e iluminada. Ela conhece tudo de mim: não poderia ter dito nada que ela já não soubesse.

Desconfio de quem procede por exclusão, de quem se deixa guiar por preconceitos. É como viver em preto e branco, renunciando aos maravilhosos matizes que esquentam a existência. O vermelho do amor possível e o lilás daquele perdido, o verde da amizade que nunca morrerá, o amarelo da felicidade absoluta. Cada sentimento tem a sua cor. E quando as muitas emoções lhe confundem, basta fechar os olhos para reconhecê-la.

Eu já sei o que vou ver. Verei todas as cores do arco-íris, porque você é o vermelho do amor possível e o lilás daquele perdido, o verde da amizade que nunca morrerá e o amarelo da felicidade absoluta. Ainda assim, se você passou a ser minha vida, foi somente por acaso.

Hoje sei que se o amor lhe procura, cabe a você se permitir encontrá-lo. Por isso é preciso deixar todas as portas abertas: nunca se sabe quem poderia entrar, o que poderia trazer-lhe. Amo as reviravoltas. Sempre gostei de experimentar, de me aventurar por estradas desconhecidas. E aí encontrei você, o mais inesperado dos imprevistos.

Contigo renasço todos os dias: parto rumo a planetas inexplorados, percorro trilhas intocadas, sem jamais me perder. Sei que pode ser difícil de acreditar com tudo o que nos aconteceu, mas bastaria somente que você voltasse a me dar uma direção, e eu poderia seguir-lhe de olhos fechados, porque você é o meu Sul e o meu Norte, a bússola que me orienta.

E mesmo agora, aonde estou levando-lhe senão ao lugar que você mais ama e onde sabe ser feliz?

Estendo a mão para uma leve carícia. O seu rosto está fresco. Você me olha com seu olhar luminoso, para então observar o bosque que nos circunda por todos os lados.

No meu coração há somente um antes de você e um durante você: é sem você que nem ao menos consigo me imaginar.

X
Dançando com o fogo

Abri toda a janela e agora o ar puro da montanha nos envolve como um bálsamo regenerador. Sinto perfume de mel, como se houvesse um apiário nas redondezas. Para você, em vez disso, parece aroma de doce recém-saído do forno. — Biscoitos — sussurra. Rio, e você também. Há quanto tempo não acontecia? Uma boa risada tem sabor de uma normalidade perdida. Talvez a névoa para a qual estava perdendo-lhe começou a se dissipar e dar espaço a uma nova vida feita de coisas e gestos concretos. Um mundo perfeito, livre de memória e recordações, onde nos amaremos para sempre, você e eu, como em uma fábula da qual não quero saber o final.

Como se a tivesse invocado, revejo o rosto antigo e enigmático da senhora Circassa,

assim a chamavam, enquanto nos fascinava com suas histórias de amor e traições, de donzelas de encantadora beleza e de eunucos corajosos. Era uma conhecida da família, uma mulher imponente com a face marcada. Tinha os cabelos tingidos de um vermelho vivo com *hena*, como se tivesse fogo sobre a cabeça. Quando eu era criança, sempre vinha nos visitar em nossa casa em Istambul. Havia passado boa parte da própria vida em um harém, provavelmente como servente ou, de qualquer modo, em uma posição subalterna, a julgar pela extrema deferência com que tratava minha avó, que tinha se casado com um *paxá* por duas vezes, em primeiras e segundas núpcias. Na sociedade turca, este título equivalia a um papel de grande poder e autoridade.

A senhora Circassa conhecia muitos segredos e sabia narrá-los de maneira encantadora. O conto muitas vezes assumia ares escabrosos e picantes, então havia sempre alguém, minha mãe por exemplo, que exclamava: — É melhor que as crianças não escutem isso! — Mas eu, que não perdia uma palavra, fingia dormir, assim ninguém se preocupava comigo.

Ao final de cada história, pegava três maçãs da sua espaçosa bolsa de vime e, fazendo o gesto de oferecê-las ao público, dizia: — Caíram três maçãs do céu: uma para mim, uma para quem ouviu, uma para o herói da história que acabei de contar.— Na verdade, sempre guardava para si também aquela do herói.

Agora já não estamos tão distantes do nosso destino. A subida ficou mais íngreme e as curvas mais sinuosas. Quantas vezes você passou por esta estrada com o carro cheio de ferramentas, latas de verniz, amostras de *parquet*, enquanto se dedicava de corpo e alma para reformar a casa que foi de seu pai? Mais algumas curvas e o teto de pedras, parcialmente coberto pelas árvores, aparecerá na encosta da montanha mais alta para nos dar as boas-vindas.

A senhora Circassa me reconduz ao microcosmo feminino no qual eu cresci. O harém que era minha casa: minha mãe, minha avó, as tias… escuto as suas vozes, revejo seus gestos, experimento outra vez as iguarias que cozinhavam para mim. As mulheres! As mulheres sempre tiveram uma importância ímpar na minha vida. Foram minhas irmãs, amigas, companheiras de percurso, amantes.

Nos anos 70, Roma transbordava de feminilidade. A longa onda da revolução sexual havia contagiado cada esquina.

Não somente com reivindicações feministas, manifestações e protestos, mas também com autoconsciência coletiva, mostras, *happening*, teatro experimental, as primeiras sessões de yôga... fazer amor era visto como um modo para conhecer o próprio corpo e se reapropriar do direito de gozar da própria sexualidade. Não eram somente palavras, conceitos teóricos, intelectualismos. Guiados pelas mulheres, estávamos descobrindo em nossa pele uma nova liberdade de ser, de viver os sentimentos, de ir além dos habituais papéis nos quais a sociedade até então havia nos aprisionado.

É verdade que para algumas delas a defesa dos próprios direitos havia se transformado em ódio generalizado pelos machos: uma vez, atraído por um detalhe arquitetônico sugestivo, entrei sem querer no pátio da Casa das Mulheres e fui expulso com sonoros epítetos. Por sorte, porém, mais do que nos rejeitarem, as mulheres queriam simplesmente se desvencilhar. Elas estavam se descobrindo mais fortes, seguras, rebeldes, independentes. E nós homens, finalmente, podíamos nos permitir, às vezes, de nos sentirmos e mostrarmos frágeis, sentimentais, carentes de proteção. Nada mais era como antes e havia muito ainda a se descobrir.

Rita, por exemplo, organizava em sua casa abarrotadas reuniões de autoconsciência, durante as quais, dizia-se, as participantes atingiam a plena consciência do próprio corpo dançando nuas, tocando-se e dialogando com a própria vagina com a ajuda de um pequeno espelho.

Olhos negros profundos e delineamentos acentuados, tinha uma beleza cigana e uma personalidade exuberante. Era uma escultora: seu estúdio, um grande *loft* com amplas vidraças, em *Trastevere*, era frequentado por muitos artistas e intelectuais. Ela era casada com um garoto um pouco mais jovem que ela, um tipo muito bonito, mas isso não a impedia de ter uma vida sexual muito livre.

Uma noite me convidou para ir à casa deles depois do jantar. Quando cheguei, estavam somente ela e seu companheiro, Renato. Percebi imediatamente uma atmosfera estranha, como se houvesse uma energia particular no ar. Depois dos clássicos preâmbulos, ela me perguntou se eu toparia transar com seu marido: sabia que eu também ficava com garotos, por isso havia me pedido, me explicou. Hoje uma proposta do gênero seria imediatamente etiquetada como — transgressiva —, mas naquele tempo era absolutamente normal. A promiscuidade sexual era a regra, não a exceção: eu mesmo conhecia muitos garotos que iam para a cama com os maridos das amigas.

Rita me explicou que havia tido uma experiência lésbica, motivo pelo qual agora o seu companheiro queria experimentar como era fazer amor com uma pessoa do mesmo sexo… Eu disse sim; ele não era nada mal, e então participei sem constrangimentos da experiência deles. Ela tinha recém-saído para encontrar uma amiga e nos deixou sozinhos, e eu ainda estava pensando em como quebrar o gelo quando Renato pulou em cima de mim.

Mais tarde, na cozinha, diante de um café, acendeu um cigarro e começou a conversar, como se nada tivesse acontecido, sobre uma viagem à Índia que há muito estava planejando. Evitava me olhar nos olhos. Tive a nítida impressão que era seu modo para me dizer que sim, havíamos feito sexo, mas que para ele era um capítulo já encerrado. Eu não me iludisse sobre ele, havia sido somente uma experiência. Mas eu me perguntava: se eu era o primeiro, quem teria sido o segundo?

Rita nunca parou de se aventurar na vida se jogando de cabeça nas coisas, sem medo de virar a página e recomeçar do zero tantas vezes. Quando a conheci realizava exibições de suas obras, máscaras e corpos de mulheres inspirados na arte primitiva, que estavam fazendo um discreto sucesso. Até que decidiu, preto no branco, vender o ateliê. Tinha recebido uma proposta de um empreendedor que queria transformar o *loft* em um bar e decidiu aceitá-la, para mudar de vida. Meia-hora depois de ter assinado o contrato e ter recebido o sinal, havia mudado de ideia outra vez. Tentou de todas as maneiras recuperar o seu estúdio, tentou até entrar com uma ação, mas não havia nada a ser feito.

Junto com o ateliê Rita dizia também ter perdido a inspiração e parou de esculpir. A seguir, montou uma banca de roupas usadas em *Porta Portese,* invadida por suas amigas feministas, mais tarde uma butique para senhoras radical chique, um *bed & breakfast* para viajantes alternativos de gostos refinados... A cada cinco ou seis meses, lançava-se em uma nova atividade.

A seu modo, Rita permaneceu fiel aos ideais que nos animaram mais de 40 anos atrás. Hoje, aquela vontade inocente de experimentar cada forma de liberdade se perdeu completamente. Logo será difícil recordar como era, quais magníficos horizontes havia aberto a uma sociedade ainda ferida por um passado recente de sofrimentos e horrores. Falo da Segunda guerra mundial, das bombas, das perseguições raciais, do medo das incursões nazistas, da falta de alimentos. Nos anos 70 essas coisas não eram estudadas nos livros, eram contadas por quem as tinha vivido, com a recordação fresca nos olhos.

A senhora Circassa e suas maçãs lúcidas e vermelhas, porém, também me trazem à mente outras coisas. A facilidade com que eu, que era somente uma criança e ainda não sabia nada da vida, guiado por sua voz hipnótica, conseguia imaginar mundos desconhecidos de maneira muito vívida e precisa.

Com o passar dos anos aquelas fantasias indistintas criaram raízes no meu íntimo, me impulsionando a seguir aquele sonho que tinha dentro de mim desde pequeno. O sonho de fazer com que as imagens falassem, de construir em torno à intangível trama das palavras uma visão que teria perfeccionado a magia.

Para realizá-lo, depois da *Accademia Silvio D'Amico* e algumas experiências na companhia de teatro experimental *Living Theatre*, comecei a bater às portas do cinema.

Entrar em contato com aquele mundo não era fácil, mas nunca perdi o ânimo. Como poderia me aproximar dos autores que mais admirava, aqueles com quem tanto desejei colaborar? Tive a ideia de propor a uma revista turca uma série de entrevistas com diretores italianos famosos ou emergentes. Não poderia enaltecer uma eventual grande experiência como jornalista, mas tinha a vantagem de estar na Itália e, portanto, custar pouco. Além disso, eu tinha uma motivação fortíssima: estava pronto para tudo. As entrevistas teriam me dado a oportunidade de conhecer algumas das personalidades mais interessantes e geniais do momento e, no final da conversa, poderia acenar a minha total disponibilidade para ser, por exemplo, assistente voluntário...

Foi assim que entrevistei os grandes mestres do cinema italiano. Foram encontros memoráveis. Um entre tantos, impossível de esquecer. Quando fui encontrar Elio Petri, ele já estava doente, mas isso só vim a saber mais tarde. Enquanto me despedia, me disse:

— Tudo aquilo que fazemos, é somente para nos afastarmos da ideia da morte —. Repenso com frequência às suas palavras, tão lancinantes e dramaticamente verdadeiras.

Entre os autores emergentes, também encontrei um famosíssimo ator que estava se preparando para dirigir o seu segundo filme. Foi ele que me ofereceu a primeira possibilidade de trabalhar no cinema. Quando o assistente do diretor me ligou para que na manhã seguinte me apresentasse em *Cinecittà*, onde estavam filmando, quase não acreditei. Estava emocionadíssimo. Naquela tarde saí para fazer compras e contava a grande novidade a todos que encontrava. Em poucas horas todo o bairro festejava comigo.

Cheguei aos estúdios com muita antecedência, trepidante. Na realidade, naquele dia a tarefa de um assistente voluntário teria sido muito limitada e nada criativa. Na prática, somente trazer o café... Ainda não havia entendido que, em vez disso, previa muito mais. À noite, voltando para casa, me senti profundamente abatido, como se todas as minhas esperanças, todas as expectativas, tivessem sido frustradas de modo irrevogável.

— É realmente isso o que quero? — continuava a me perguntar, sempre mais deprimido e desconcertado.

Após o clamor que havia levantado anunciando aos quatro ventos a minha estreia no mundo do cinema, não podia obviamente desiludir as expectativas alheias. Então, a quem me perguntava como tinha sido, invariavelmente respondia: — Foi maravilhoso! — Mostrando o melhor dos meus sorrisos.

O dia seguinte foi longuíssimo. O diretor, que era também o autor do roteiro e protagonista do filme, revelou-se muito exigente consigo mesmo, passando e repassando o texto por horas. A cena se passava em um grande apartamento de Nápoles exposto à luz do verão, mas recriado em estúdio. O set estava iluminado como em uma manhã de sol. Ao final quando as portas se abriram, fora já era noite.

Foi naquele preciso instante que entendi o que é a magia do cinema.

Compreende-se todo o seu poder quando se retorna repentinamente à realidade, trazendo junto uma inefável melancolia de algo especial que irremediavelmente desapareceu.

As gravações seguiam-se dia a dia e eu estava sempre mais desencorajado, dilacerado entre a desilusão e a insegurança. Com os amigos continuava, porém, a ostentar um incontrolável entusiasmo. Depois, aos poucos, as coisas melhoraram. Me foram confiadas tarefas de maior responsabilidade como, por exemplo, acionar o sino do — silêncio, gravando —, aquele que avisa para não entrar no set... poderá parecer absurdo, mas nas primeiras vezes minhas mãos tremiam de emoção. Sempre temia de errar os tempos.

Entre as minhas funções também estava aquela, mais desafiadora, de ajudar um ator idoso que tinha problemas de memória a repetir suas falas. Me apliquei com grande dedicação, mas ele, assim que começava a gravar uma nova cena, tinha brancos e precisava retomar do início. Um desastre. Por sorte, o diretor sabia recorrer ao seu humor fatalista e cortês, o mesmo que usava para desdramatizar imprevistos e incidentes de percurso na ordem do dia em cada um dos sets.

Ao final das gravações soube que havia uma pequena gratificação para mim. Estava longe de navegar em rios de dinheiro, e aquela grana me servia, e apesar disso nunca fui pegá-la. Me envergonhava da ideia de receber dinheiro por ter feito aquilo que mais desejava no mundo. Já não era necessário fingir para os outros: dúvidas e desilusões deram lugar a um sincero, total entusiasmo.

Tem uma coisa que nunca serei capaz de esquecer daquela primeira, irrepetível experiência, o meu batismo cinematográfico: quando, para verificar o som junto com o diretor, usando os fones de ouvido de reserva, ouvia sempre um estranho *tic tac* de fundo.

Demorei um pouco para descobrir o que era. Era o seu marcapasso, mas para mim soava como a exata batida do coração do cinema.

Maurizio Ponzi acreditou em mim desde o início: diretor e amigo que com os anos se revelou importantíssimo. Conheci-o nos tempos que frequentava a academia: tinha vindo para nos falar dos segredos do seu trabalho e eu, jovem estudante, o escutei com admiração. Mais tarde descobrimos ter um conhecido em comum, um pintor turco muito famoso, e assim tivemos uma empatia. Em pouco tempo, já me considerava como um afilhado. Ainda conservo como um objeto precioso os três volumes de *La storia del cinema* que me deu de presente com uma longa dedicatória de encorajamento.

    O cinema é um pouco como o exército, nas suas hierarquias. As condecorações se conquistam no campo. Assim, depois de ter sido por alguns anos o assistente do assistente de direção de Ponzi, Ricky Tognazzi, quando ele passou à direção, eu fui — promovido — a seu assistente. Mais tarde, quando chegou o meu momento de dirigir um filme, confiei aquele mesmo encargo a sua irmã Maria Sole. Tive a oportunidade de frequentar a casa dos Tognazzi e não posso esquecer a vitalidade contagiosa de seu pai, homem de uma hospitalidade realmente fantástica. Com Maria Sole trabalhei lado a lado em diversas produções, até que ela também estreou na direção. Hoje ela é para nós, você sabe, mais que uma amiga especial.

    Quando ainda era assistente de direção, foi justamente Maurizio Ponzi que me apresentou a um jovem autor emergente. Com a sua primeira comédia havia conseguido um enorme sucesso de bilheteria e agora estava prestes a filmar a segunda. Ainda não havia encontrado casa em Roma, assim o hospedei por quase três meses, até que comprou uma cobertura de luxo em *Parioli*. Graças à renda excepcional do seu primeiro filme, não lhe faltava dinheiro e gastava sem freios. Era um *outsider*, um cavalo de raça. Nunca conheci uma pessoa tão fascinante como ele, mas também era terrivelmente solitário. Por ter ficado tão rico e famoso em pouco tempo, se sentia onipotente e, ao mesmo tempo, não confiava em ninguém.

    Uma vez, acompanhei-o em uma visita à sua mãe já idosa, que vivia em uma cidadezinha da província. À noite, saímos para tomar algo em um *pub* no meio do nada. Um grupo de garotos o reconheceu e tinha insistido em nos oferecer um gim tônica. Bebemos e nos divertimos juntos até que ele empalideceu. Me sussurrou que se sentia muito mal.

Talvez aqueles tipos tivessem nos drogado? Impressionado, eu também comecei a sentir os primeiros sintomas de uma alteração. Fugimos cambaleando do local, entramos na sua Ferrari zero quilômetro e partimos como um foguete. Enquanto corríamos pela noite em uma estradinha solitária, costeada por vinhedos, a paranoia deu lugar a uma irrefreável hilaridade. Começamos a rir como dois loucos, sem conseguir parar. No entanto, ele continuava a se certificar pelo retrovisor que ninguém estivesse nos seguindo.

O seu filme sucessivo foi ainda melhor que o primeiro. *Cinecittà* o reverenciava. Os jornalistas disputavam para ver quem o entrevistaria. Cada vez que entrávamos em um local ou íamos ao restaurante, era literalmente atacado por enxames de mulheres em delírio. Ainda assim, dentro de alguns anos, desceria ao inferno.

O sucesso na Itália não era mais suficiente. Decidiu rodar um filme nos Estados Unidos e se circundou de novos colaboradores. Deu tudo de si em uma produção faraônica que, porém, revelou-se um fiasco.

Aceitar um fracasso, para quem construiu os últimos anos da própria vida unicamente a partir do sucesso, pode ser muito doloroso. Aliás, impossível.

O sucesso segue leis misteriosas: nunca deve ser dado como certo. É justamente quando você pensa ter todas as cartas vencedoras, que fica com as mãos abanando. Eu creio que o segredo para se dar bem naquilo que se faz é sempre cultivar aquela insegurança natural que lhe assalta cada vez que você coloca em jogo tudo de si e seguir adiante, com as dúvidas, com os ataques de ansiedade, as reconsiderações.

Gianni, com quem escrevo meus filmes há mais de 20 anos, e com quem compartilhei triunfos e desastres, sem que jamais nossa amizade e solidariedade fossem tocadas, sempre diz:

— A nossa força, depois de tantos filmes de grande sucesso até mesmo internacional, é que nunca viramos verdadeiros profissionais. Sempre nos restou a liberdade dos amadores — Você mais do que ninguém sabe do que estou falando. Com quem compartilho as alegrias, mas também as dores da minha profissão, os medos, os temores de não ter feito as escolhas certas, a angústia que me acorda às primeiras luzes do amanhecer, e que me impede de voltar a pegar no sono? Tudo isso, porém, pertence ao passado. Nos aguardam novos dias felizes dos quais aboli a angústia. Aquela pelo que foi e por aquilo que virá.

Rodar o meu primeiro filme, obviamente, não foi fácil. Tive que esperar bons seis anos para encontrar quem o produzisse, falo de Marco Risi, um outro diretor a quem sou muito ligado. E, no final, a história que contei não foi aquela que desenvolvia há tempos, sem resultados, mas uma outra, completamente diferente, que veio à minha mente em uma tarde qualquer, como uma inspiração. Estava deitado no sofá fantasiando, quando pensei: e se contasse sobre um empreendedor italiano que herda de um parente distante um antigo edifício em ruínas em Istambul? E se esse edifício fosse um banho turco? Quando vivia lá, conhecia uma velha senhora de origem grega que administrava um desses. Os proprietários eram italianos, mas a família vivia na Turquia há dois séculos.

Escrevi o roteiro quase de impulso. Entre uma coisa e outra, porém, muito tempo passou antes do início das filmagens. Lendo o roteiro, todos me diziam:

— Legal, mas… —. E me sugeriam mudar algo: o protagonista, por exemplo, não poderia se apaixonar por uma garota, ou era realmente necessário falar de homossexualidade? Além disso, havia motivos reais para rodá-lo parcialmente em turco? Os italianos não gostam de filmes legendados, me recordavam. Mas eu fui irredutível.

Queria contar uma história que fosse uma ponte entre os dois países que mais amava, mas também entre dois diferentes tipos de amor. Até aquele momento, a homossexualidade no cinema italiano tinha sido sempre ridicularizada, e meu filme pela primeira vez teria falado sobre isso de maneira séria e respeitosa. Depois de muitas tentativas em vão, convenci Risi do projeto e as coisas começaram a andar. Os obstáculos, porém, não tinham terminado.

Uma das dificuldades foi encontrar o protagonista. A trama previa que se apaixonasse por um garoto, um tema que na época era terrivelmente escabroso. Não foi para Alessandro Gassmann. Aí tinha o problema do dinheiro. Para não superar o restrito orçamento à disposição, tive que me engenhar de todos os modos. Minha mãe preparou as refeições para as cenas. Os interiores foram decorados com móveis e objetos de família. E a trupe era formada somente por nove pessoas, as mesmas que continuaram a trabalhar comigo todos esses anos.

Entre elas também estava Laura, uma que se sacrificaria, entre mil obstáculos, para executar um filme meu até o fim. Sergio Citti tinha me dito ao menos dez anos antes:

— Quando você precisar de uma secretária de edição, chame-a —. Era realmente o melhor que poderia encontrar. Quando fui procurá-la, ficou surpresa. Não sabia quem eu era, mas no dia seguinte já estava no seu posto de combate e nunca mais o abandonou. No set é temida por todos: é considerada uma desalmada porque procede no seu trabalho como um soldado na trincheira com um punhal entre os dentes. Para mim é muito mais que uma secretária de edição: sempre lhe dou os roteiros para ler e às vezes brigamos por seus julgamentos, mas eu sei que ela também nunca me mentiria só para não ser desagradável. Agora que chegou a uma certa idade, ela gosta de brincar sobre a velhice. — Logo você também se dará conta da decomposição do seu corpo... —, sempre me diz com um sorriso dissimulado.

As filmagens prosseguiram sem problemas. Rodamos em apenas cinco semanas.

Agora, porém, surgia um outro obstáculo não indiferente: fazer com que o filme chegasse ao público. Participar de um festival era um passo obrigatório, mas parecia que ninguém queria o meu filme. Então, veio o golpe de sorte. Pierre-Henri Deleau, selecionador para a *Quinzaine des Réalisateurs*, a prestigiosa mostra cinematográfica paralela ao Festival de Cannes, estava em Roma à procura de obras inéditas para inserir naquele ano. Estava indo embora de mãos vazias, quando alguém se lembrou de mim. Gostou do meu filme e imediatamente o inseriu no programa. Havia-o escolhido entre 60 obras italianas.

E foi assim que aconteceu. No final, o destino torceu por mim.

Deixa-me contar-lhe mais uma vez como foi a noite da estreia em Cannes. No fundo, você sempre gostou de me escutar enquanto repercorro aqueles momentos de plena alegria. E absolutamente não por bajulação ou favor, mas porque somente você sempre intuiu o quanto fico feliz em voltar lá, até mesmo por apenas um instante. Naquele cinema, sobre aquele palco, saboreando os primeiros aplausos da minha vida, depois de tanto ter desejado que viessem.

Cheguei a Cannes de carro vindo de Roma com Marco Risi, Francesca D'Aloja, a atriz protagonista, Maurizio Tedesco, o outro produtor, e sua mulher Paola. Um grande cartaz que promovia o meu filme nos recebeu em *Croisette*. Fixei-o encantado. Não conseguia elaborar. E era somente o início.

A projeção estava prevista para aquele mesmo dia. Após ter assistido, trêmulo, junto ao público de críticos e apaixonados, subimos no palco como mandava o roteiro. Os aplausos começaram imediatamente. Não terminava. Estava tão emocionado que parecia que não era eu.

Vinte e quatro horas depois o meu filme tinha se transformado no filme do momento: estava na boca de todos.

Permanecemos em Cannes mais do que o previsto e a cada dia havia dois ou três compromissos mundanos aos quais deveria participar. Não tinha um *smoking*: antes de partir me arrumam um modelo de um célebre estilista. Transtornado pelos eventos, sempre perguntava aos meus companheiros como estava. E eles:

— Como você quer estar? O mesmo de ontem! — me respondiam rindo.

Na prática, nunca tirei aquele *smoking*.

Depois de Cannes, tudo mudou. Mas aquela ansiedade que sempre me faz reentrar de cabeça no jogo, você sabe, nunca perdi.

Quando o filme saiu na Itália, eu ainda estava na França. As Múmias tinham ido em massa à estreia romana. Única ausente, Vera. No fundo, ela nunca se convenceu do meu sucesso. Ficava surpresa que eu tivesse me transformado em um personagem famoso, mas estava profundamente orgulhosa do que estava me acontecendo.

— Perfeitos desconhecidos me falam de você como se lhe conhecessem, como se a estranha fosse eu — se lamentava.

Desde então, sempre lhe convidei para cada estreia, mas nunca foi. Porque fora do próprio ambiente se envergonhava de si mesma.

Com o terceiro filme veio o grande sucesso de público, além de crítica, e eu fui pego de surpresa. Até o dia anterior à estreia, estava cheio de dúvidas e temores. Havia dado tudo de mim naquele filme, talvez demais.

Tinha escrito o argumento em uma fase em que saía de uma história de amor interrompida bruscamente. Ele sempre havia se comportado como homem misterioso: se fazia desejar, cancelava encontros, mais de uma vez me avisando no último momento. Não havia me dito sequer onde morava. Há tempos, suspeitava que tinha uma outra relação. Aí, desapareceu. Somente mais tarde descobri que era casado. Me traía, sim, mas com sua mulher, levando uma vida paralela de marido e pai de família. São coisas que acontecem quando o amor é um segredo, e você é aquele que deve ficar na sombra. Desconhece tudo de quem se ama, mesmo se talvez ele conheça tudo sobre você.

Cada filme é uma história dentro de uma história dentro de uma história: cada um assimila o que quiser, mas ninguém jamais encontra o que eu vejo.

Cada filme é uma aposta. E uma vez entregue ao mundo, não se deve fazer nada além de esperar o próximo desafio, que seja um sucesso ou uma catástrofe, que você esteja para vencer ou perder a partida, a adrenalina desce ao chão e você se sente despido de qualquer entusiasmo. Deprimido, esvaziado, quase à beira do desespero.

Porque cada filme, no fundo, é uma história de amor que termina.

184

XI
O príncipe dos ladrões
e a caixa traída pelas estrelas

Bateu um pouco de vento. Avistar aquela nuvem lá no fundo? Talvez o tempo esteja virando. Mas a nós, o que importa? Esta noite vamos acender a grande estufa que você instalou uns dois anos atrás, bem no centro da sua acolhedora, antiga casa de pedra.

Ficaremos no calor, com as luzes apagadas, observando da janela o imerso bosque na escuridão, na esperança de ver algum animal selvagem. Você lembra quando uma corça apareceu detrás de uma árvore para então fugir em seguida? Quando contamos ao camponês do sítio vizinho, ele nos disse que era impossível. Que nessas bandas elas não existem. Nem cervos, nem corças. Mas nós a tínhamos visto!

Talvez você esteja adormecendo? Não falta muito. Você viu que bonita a *trattoria* onde paramos para tomar um café na beira da estrada? Quem sabe quantas vezes passamos em frente de carro, e mesmo assim nunca entramos. Foi como voltar no tempo. Um daqueles lugares que parecem pertencer a um passado que já desapareceu: o banco de madeira escurecido pelo uso, as prateleiras poeirentas cheias de *grappa* e digestivos locais, caixas de biscoitos e vidros de conservas. Nas paredes, velhas fotos amareladas que retratam paisagens pitorescas dos arredores. Um misto de bar, ponto de recreação, restaurante e armazém como se vê somente nos pequenos vilarejos mais isolados.

O ar estava impregnado de álcool e café. Das cinco mesas, somente uma estava ocupada. Natural, não era sequer meio-dia. Quatro idosos jogavam cartas bem em frente à lareira onde o fogo estalava. Apesar de ser outono, nessa região as temperaturas são muito baixas.

Quando entramos, a porta do bar ressoou em um *ding dong* fortíssimo. Você parecia repentinamente muito feliz. Hoje, feliz por um som inesperado, igual quando você fica contente com um simples sopro de vento, ou de um ramo que faz cócegas no seu nariz.

Aí, logo depois, você escorrega de novo, inalcançável, naquele seu mundo de onde me olha agora, onde cada emoção viaja na velocidade da luz, se acende e se apaga deixando-lhe, e me deixando, às escuras.

O barista nos serviu o café, curto para mim, descafeinado para você, com os gestos cerimoniosos de um garçom de outros tempos e, talvez, de locais mais requintados. Você percebeu? Surpreso, parei para observá-lo com mais atenção. Apesar do físico maciço, movia-se com uma agilidade felina, os movimentos de um grande gato doméstico que de repente estende uma pata.

Olhei temeroso enquanto você colocava um pouco de leite e açúcar no café, quantas vezes brincamos sobre nossos gostos diferentes, você que ama o doce e eu o amargo, para depois pegar a xicarazinha e levar aos lábios. Tempos atrás li em um artigo científico que beber e comer, sendo ações automáticas guiadas pelo instinto de sobrevivência, estão entre as últimas funções que perdemos, mesmo quando a atividade cerebral está comprometida ou danificada.

Quando saímos da *trattoria* um arrepio gelado subiu pela minha coluna. A temperatura havia decididamente caído. Você, ao contrário, sequer franziu a testa e não sabe o quanto isso me conforta. Ao menos nisso você não mudou, ao menos nisso permaneceu o mesmo, capaz de sair por aí com um suéter leve, sem se preocupar com o vento ou com o frio.

Agora que me dou conta, sabe de quem lembrei vendo o barista com os seus gestos ágeis? Nicolau. Você recorda? Mesmo que não o tenha conhecido pessoalmente, em Roma todo mundo sabia quem era. Ele também sabia exibir uma surpreendente agilidade, apesar de ser um homem aparentemente magro e sem graça. Homossexual declarado em uma época em que era necessário ter muito fígado para ser si mesmo à luz do dia, amava os garotos quase o quanto adorava desobedecer às regras, principalmente aquelas da lei. A sua forma de transgressão favorita era o furto, que praticava com a maior diversão o mais frequentemente possível, como um atleta adrenolítico que se dedica a um esporte extremo. Roubava qualquer coisa, em qualquer ocasião. Discos, garrafas de vinho, cinzeiros, garfos, livros, chapéus, sabonetes, guarda-chuvas. Minha casa estava cheia de pratos, um diferente do outro. Era Nicolau que os trazia um por vez, tirando-os do bolso do impermeável depois de uma incursão pelas lojas do centro. A sua deontologia — malandra —, na verdade, nunca o permitiria roubar na casa de amigos ou nas *trattorie* que frequentava.

Já contei para você quando, em um domingo de verão, ele tentou roubar uma palmeira em *Porta Portese*? Acho que tinha uns dois metros. No seu vaso, se misturava em meio a uma selva de outras plantas, buganvílias, hibiscos e jasmins, bem arrumadas diante da banca de um florista. Nicolau logo a viu, e sem demora veio a vontade de pegá-la. E assim o fez.

Agora, imagina a cena. Ele, pequeno e franzino, que carrega nos braços esta árvore enorme e se afasta tranquilamente como se nada fosse, sob o olhar perplexo do ambulante.

O mercado estava cheio de gente, mas a saliência da planta ondeava bem acima da multidão: impossível não notar. Assim, foi prontamente alcançado pelo florista furioso. Naquele ponto, como mais tarde me contou com uma certa frieza, aconteceu o seguinte diálogo surreal:

Ambulante: — ÔH, tá indo aonde?
Nicolau: — É para mamãe!
Ambulante: — Sabe quanto custa?
Nicolau: — Não...
Ambulante: — Quinze mil liras.
Nicolau: — Ah, então não, é muito cara, pode ficar!

E assim dizendo, com ares de indiferença, tinha abandonado a palmeira na rua e ido embora, deixando o seu público de boca aberta por tanto despudor.

Não raramente acontecia de encontrá-lo em ação, bem no meio de um — golpe —. Uma vez, por exemplo; eu caminhava pela *Via del Corso*, quando um homem saiu correndo de uma loja, escoltado por dois *brutamontes* da segurança. Passando por mim, sem parar, me cumprimentou alegremente. — *Ciao, nì!!*[1] — Só então percebi que era ele.

Mesmo nos momentos de maior excitação ele nunca perdia o seu *savoir faire*. Não era difícil para ele, ademais, com a educação que havia recebido. Nicolau, na verdade, não havia absolutamente crescido na indigência, não tinha aprendido a roubar para sobreviver às dificuldades e à fome. Pelo contrário, pertencia mesmo que a um ramo secundário a uma daquelas antiquíssimas famílias romanas de nobre estirpe, donas de edifícios que levam o próprio nome, e que podem contar entre os antepassados príncipes e papas.

---

1   Modo antigo e carinhoso de se cumprimentar em dialeto romano.

Roubava por pura diversão. E, a seu modo, também nisso era príncipe. O príncipe dos ladrões.

Nunca lhe disse, mas em uma ocasião quase me vi como seu cúmplice involuntário.

Passeávamos pelo centro sem destino, falando amenidades. Em um dado momento, passamos diante da vitrine de uma grande livraria onde estavam expostas diversas cópias de um livro de fotos sobre *Stanley Kubrick*, ainda com cheiro de novo. Era um daqueles volumes grande formato, muito volumoso com a capa dura e pesado. Bastou um momento de distração e ele já não estava mais ao meu lado. Enquanto me perguntava onde raios tinha se enfiado, o vi sair da loja com um passo muito leve, bem tranquilo com o livro embaixo do braço. Ele era assim, tinha aquele ímpeto artístico que transformava um furto banal em uma performance situacionista. Na realidade, era um artista. Cantava e dançava em um trio *en travesti* que se exibia em números de cabaré no *Teatro Bagaglino* e em outros locais. Com o passar dos anos, graças à participação em um famoso programa de tevê, o seu grupo conquistou uma certa notoriedade. Quando era mais novo, também tinha atuado em pequenos papéis em diversos filmes, entre os quais algumas obras-primas do cinema italiano do pós-guerra. Em suas roupas de cena, maquiadíssimo e ornamentado com plumas de avestruz e paetês, era uma vedete exuberante, mas, na verdade, Nicolau quase conseguia ser mais excêntrico na vida de todos os dias.

Entre um furto com destreza e uma fuga rocambolesca, às vezes conseguiam pegá-lo e entregá-lo à polícia. Recordo tê-lo encontrado uma vez diante do *Bagaglino* logo após ter saído da *Regina Coeli*. Estava entusiasmado:

— Nem em sonho teria imaginado estar trancado em uma cela com um exército de machões como aqueles: se pudesse apenas ter ficado mais um pouco... — Tinha passado todo o tempo atrás das grades transando ou, ao menos, assim dizia.

Nunca conheci ninguém tão capaz quanto ele de transformar o pior drama em uma farsa. Nunca o ouvi se lamentar, recriminar ou choramingar. Combatia os disparos do destino entrando no jogo, ignorando-os com um sorriso nos lábios. É uma habilidade que poucos têm. Uma habilidade talvez perigosa, mas que lhe protege de qualquer arrependimento. Pode-se dizer tudo sobre ele, menos que não tenha feito da vida aquilo que queria.

Pensando bem, é o exato oposto de Donata. O azar insistia em persegui-la, e ela não fazia nada para se opor às suas emboscadas. Aliás, parecia quase ajudar, ainda que inconscientemente. Atraía as desgraças e, mesmo quando não despontavam no horizonte, evocava-as com suas expectativas exageradas e, sobretudo, ilusórias.

O maior ponto fraco de Donata era o amor. Já não tão jovem, óculos de míope com armação vermelha combinada com a cor dos cabelos, cujo corte chegava aos ombros com uma franjinha, não conseguia encontrar um homem honesto e sincero que a amasse e a respeitasse de verdade. Era caixa em um pequeno supermercado do bairro, onde eu e Valério íamos habitualmente (agora não existe mais, no seu lugar abriu uma loja para animais). Por isso, tínhamos ficado amigos e às vezes ela vinha aos almoços de domingo no terraço. Naquele momento, entre o final dos anos 70 e início dos 80, miseráveis como éramos, enchíamos a cestinha do supermercado com os produtos mais baratos: massa, ovos, enlatados, algumas verduras... Mas, contando com a cumplicidade de Donata que passava somente um artigo a cada três, muitas vezes pegávamos alguns mais caros: garrafas de *Lancers* e *Mateus*, os vinhos da moda, um bom pedaço de carne para assar... Ai de nós, porém, se demonstrássemos que éramos amigos!

Em uma das primeiras vezes em que colocamos em ato o nosso plano de — expropriação proletária — esqueci das suas orientações, cumprimentei-a em voz alta e ela fez de conta que não me conhecia. No domingo seguinte, no terraço, me deu uma lição de moral. Se o diretor percebesse que éramos seus amigos poderia suspeitar, ralhou comigo. Assim, toda vez que nos apresentávamos no caixa com as compras, parecia a pantomima de um filme de espionagem. Ela assumia um ar circunspecto, como se fosse uma agente secreta da *KGB*. (Eu sempre pensei que sua atitude cautelosa era ainda mais suspeita, mas naturalmente nunca ousei dizer).

Donata era uma pessoa muito generosa, mas bastava pouco para entrar em crise. Quando se tratava de homens, então, a sua fragilidade era transparente. Parecia ter uma habilidade particular em encontrar os piores elementos em circulação. Figuras hostis que se aproveitavam dela, que prometiam o céu e a terra para depois abandoná-la com o coração em pedaços. Contudo, ela tomava as suas precauções. Assim que conhecia um homem, antes mesmo de perguntar seu nome, informava-se sobre o seu signo zodiacal. Aí, perguntava quando e a que horas nascera, para calcular o ascendente e o mapa astral. Ela era Capricórnio com ascendente em Capricórnio e sempre esperava conhecer um Touro ou um Virgem que, segundo seus cálculos astrológicos, eram os mais compatíveis no amor. E quando por azar cruzava com um Sagitário, signo com o qual a afinidade era baixa senão inexistente, caía no desespero. Que os astros fossem mais ou menos propícios, porém, sempre terminava com o coração partido. Talvez confiasse demais no horóscopo ou acreditava conhecer as estrelas, mas nunca acertava uma.

A maior desilusão veio de um Câncer que, como descobrira no momento de organizar o casamento, já era casado. — Embora seja um signo cardeal como Capricórnio, tem a mesma natureza, não consigo entender o que deu errado! — disse, desesperada.

Algum tempo depois, parecia novamente exalar felicidade por todos os poros. Havia recém-conhecido um Virgem fascinante e requintado, que lhe dava todas as atenções, contou emocionada ao me encontrar na rua.

— Chama-se Caetano, é a pessoa justa, é a minha alma gêmea, eu sinto! E dessa vez as estrelas não erram! — acrescentou.

O supermercado tinha fechado há pouco, estava indo para o primeiro encontro. Tinha acordado de madrugada para ir ao cabeleireiro, e foi trabalhar levando as roupas para a noite em uma bolsa de tecido. Quando deu sua hora, foi se trocar no banheiro e agora estava ali, toda composta, as pálpebras maquiadas com sombra azul que brilhavam através das lentes dos óculos. Tinha passado um batom vermelho grená e das orelhas pendiam um par de vistosos brincos de *strass*. Espremida em um vestido cheio de paetês, calçava um salto alto envernizado que comprou um dia antes especialmente para a ocasião.

— Sabe, é um homem muito abastado, esta noite me levará a um restaurante elegantíssimo! —, me anunciou quase sem fôlego de tanta emoção. Pronunciou o nome do local com um toque de orgulho: era um dos mais caros de Roma.

Infelizmente, também naquela vez as coisas não foram como esperava.

Ela me contou cerca de uma semana depois, quando fui encontrá-la na hora do almoço. Na época, o horário continuado era uma prática impensável também para os supermercados. A pobrezinha estava aos pedaços. Perguntei-lhe o que havia acontecido: talvez ele não tivesse ido?

— Pior! — respondeu, quase ao ponto de chorar. — Muito pior!

Ela realmente tinha seus motivos para estar na lama, como me contou. Logo no início do encontro, Caetano tinha sido fantástico. Passou para pegá-la de carro, um sedã preto. O restaurante, além do mais, era realmente especial. Tão luxuoso que ela se sentiu um pouco desconfortável, mas ele foi um verdadeiro cavalheiro, tratou-a como uma rainha. Passaram à base de ostras e champagne e Donata, pouco habituada às galanterias de Caetano e a todas aquelas bolhas, estava eufórica. Uma noite maravilhosa, afinal, até que ele se levantou para ir ao banheiro e nunca mais voltou.

— Como, nunca mais voltou? — Não me detive em fazer-lhe eco, paralisado.

— O que você fez?

— O que poderia fazer? Esperei e esperei e esperei! —, me respondeu a pobrezinha, que ao lembrar da experiência chorou copiosamente atrás daqueles óculos. Tinha permanecido ali, grudada à mesa como um marisco à sua concha durante uma tempestade, enquanto com o passar dos minutos se enfraquecia a esperança de que aquele campeão de elegância e fineza voltasse de repente.

De tanto em tanto, tinha que recusar as incursões do garçom que se aproximava para servir um pouco mais de vinho ou para perguntar se queria ver o menu das sobremesas. No final, era quase meia-noite e não deu mais para enrolar. O garçom tinha voltado, desta vez de modo peremptório. A cortesia inicial havia dado lugar a tons incisivos. O restaurante estava fechando e havia uma conta a ser paga.

Naquela altura Donata começou a chorar compulsivamente. Na carteira havia somente uns trocos para ônibus até em casa, como faria para arranjar 90.000 liras? O diretor do local interveio e, depois de uma cansativa negociação, a deixaram ir, mas não de entregar a carteira de identidade, com a promessa de voltar com o dinheiro no dia seguinte.

— Tive que pedir um empréstimo ao meu diretor, que descontará 10.000 liras do meu salário por quase um ano! — concluiu, prostrada a história.

Apesar de tudo, no final, Donata aprendeu a lição e continuou a confiar nas estrelas, mas um pouco menos nos homens. E, mais esperta, não demorou a encontrar um garoto legal, inclusive mais novo do que ela, e foram morar juntos fora de Roma. Perdemos contato, mas algo me leva a crer que tenha realmente encontrado a sua alma gêmea.

    Aí está ela, a próxima curva é aquela tão fechada que, se você não entrar bem, tem que fazer tantas manobras que chega a cansar. Você lembra daquela vez com chuva? O asfalto estava escorregadio e os pneus deslizaram de modo assustador. Você dirigia e conseguiu manter o sangue frio. Sem pisar no freio engatou a primeira e saímos do perigo. Se tivesse sido eu, quem sabe o que teria acontecido. Talvez teria entrado em pânico e teríamos caído no precipício, esmagados entre as ferragens nas rochas da montanha... Eu sempre fui o mais emotivo de nós dois, como negar?... Mas agora sei que devo ser forte. Porque você não poderá mais ser aquele que contorna habilmente os obstáculos com uma guinada, o olhar fixo na estrada, as mãos estáveis no volante. Agora cabe a mim guiar-lhe e pegar-lhe pela mão. Vou lavar você, pentear-lhe, vou ajudar-lhe a se vestir, a dobrar o cobertor, se necessário. Inventarei novas fábulas para embalar seu sono. Ainda se, na verdade, poderia repetir a mesma todas as noites, sem que você perceba.

    Contar, além do mais, não é absolutamente cansativo para mim. Aliás, é um prazer.

    Narrar as emoções, as esperanças, as desilusões, as superações. Quando meu primeiro filme tinha recém-saído e ainda não sabia bem como me orientar para os próximos trabalhos, Mauro Bolognini um dia me sugeriu:

    — Concentre-se nas emoções, é aquilo que permanece no coração das pessoas — Quem nos apresentou foi Roberto Tatti, seu assistente de direção, um velho conhecido do Buraco que, com os passar dos anos, foi um importante ponto de referência para mim. No início ainda não conhecia as preocupações que o grande sucesso, inevitavelmente, traz consigo. Estava sereno, entusiasmado, mas também em busca de um mentor que me desse bons conselhos.

Bolognini morava em um apartamento na *Piazza di Spagna*. Ele já não saía mais porque estava muito doente, assim criei o hábito de ir encontrá-lo com uma certa frequência, geralmente na metade da manhã. Encontrava-o em seu quarto, onde me recebia sentado em uma cômoda poltrona, todo envolvido por camadas de cobertores. Me falava de seus amores, as mulheres, o cinema, daquilo que havia aprendido na sua longa experiência artística. Tinha visto e apreciado o meu filme e naquelas conversas matutinas, tomando um chá sem teína, me repetia para nunca ceder à tentação de agradar aos intelectuais e críticos porque, segundo ele, eu tinha o dom de falar diretamente às pessoas. Me incitava a permanecer fiel a mim mesmo: o meu era um público transversal, homens e mulheres de todas as idades e classes sociais.

Nos últimos tempos, devido à doença, não conseguia mais falar. Mas tinha sempre à mão um caderninho de páginas quadradas que preenchia com uma caligrafia ordenada e elegante. Depois me dava para que eu pudesse ler as suas reflexões e dizer-lhe o que pensava. Quando se foi, senti uma profunda dor. E ainda hoje, toda vez que ando pela *Piazza di Spagna*, não posso deixar de erguer os olhos para ver a sua janela.

Com o passar dos anos sinto sempre mais o peso das ausências, das pessoas que nos deixaram. Tenho consciência do fato que existimos nas recordações que conseguimos suscitar nos outros. Embora continue a me impressionar a facilidade com que tantos conseguem esquecer. Como Bolognini, que foi um diretor famoso e, portanto, deveria estar bem presente na memória coletiva. Para não falar das tantas pessoas menos notórias, mas não por isso menos interessantes, que tive a sorte de conhecer e que se foram quase sem deixar rastros: Vera, Nicolau, Júlio, Adriano... Com frequência sinto de modo quase doloroso a responsabilidade de preservar a memória deles. Mesmo tendo a sensação de que estavam aqui ontem, ao meu lado, em carne e osso, e ríamos, bebíamos juntos e fazíamos projetos para o futuro. Me ensinavam os segredos da vida, me davam conselhos preciosos, sem os quais talvez não seria quem sou hoje.

Como aqueles que me dava Maria Clara. Competente especialista de marketing, a ela se dirigiam as empresas mais importantes cada vez que deveriam lançar um novo produto no mercado: Maria Clara sempre sugeria a estratégia ideal, nunca errava.

Encontrei-a pela primeira vez em uma reunião preliminar para uma prestigiosa campanha publicitária. Procuravam um diretor para uma série de spots. Naquela vez, ainda não havia dirigido os filmes que me tornariam famoso e sabia que não era o único no rol para aquele trabalho. Foi justamente Maria Clara que me entrevistou. Mais para o final do encontro, depois de ter me convidado a expor o meu projeto, me perguntou como eu pensava que seriam recebidos os *spots* que havia em mente, se teriam uma boa resposta.

— Poderia dizer-lhe que agradarão muito e que farão sem dúvida sucesso, mas sinto que não lhe posso assegurar. O que vocês me pedem é uma obra criativa e como tal pode sempre reservar surpresas. Nunca se pode saber realmente como será, se suscitará a atenção das pessoas ou se lhes será indiferente —, respondi.

Quis ser absolutamente sincero, mas depois, voltando para casa, me arrependi um pouco. Os outros diretores interpelados teriam com certeza respondido de modo diverso, prometendo sucesso garantido. Certo de ter perdido o trabalho, já havia quase colocado uma pedra em cima, quando me disseram que, ao contrário, Maria Clara havia escolhido justamente eu. Mais tarde, descobri que talvez tenha sido minha resposta pouco diplomática que fez toda a diferença.

Foi ela mesma que me revelou. — As suas palavras, sinceras e meditadas, me fizeram ter certeza que o senhor era a pessoa que eu procurava —, me explicou quando já tínhamos um pouco mais de confiança.

Era sempre muito educada, quase mantendo distância, até de quem apreciava e em quem confiava. Mesmo sendo uma mulher de grande disponibilidade e cortesia, era extremamente reservada.

Os *spots* foram muito bem e nós dois colaboramos muitas outras vezes. Maria Clara, eu disse para você, tinha uma extraordinária capacidade de interceptar os interesses das pessoas, por isso criei o hábito de fazer com que ela lesse antes de todos os roteiros em que estava trabalhando, para pedir-lhe um parecer. Sempre foi sincera e, sabe de uma coisa? nunca errou um julgamento.

Até que, por um certo período, desapareceu. Não era típico dela, presa ao trabalho como era, e mesmo assim, ao que parece, havia tirado longas férias. Reencontrei-a depois de alguns meses. Tinha voltado com a mesma energia e determinação de antes, mas agora usava claramente uma peruca. Quando percebi fiquei mal e não consegui fingir que não era nada. Mas ela, no seu modo educado de sempre e ao mesmo tempo reticente ao falar de si, observou:

— Abramos um parêntesis: sim, estive mal, mas agora estou bem, fechado parêntesis —, e voltou a falar de trabalho, como se nada tivesse acontecido.

Ela ficou ausente para se tratar da grave doença que dentro de poucos anos a levaria embora, mas sobre a qual nunca disse nada a ninguém.

Também de Maria Clara, dentro de poucos anos, não restarão traços? Aquilo que sei é que eu levarei a sua lembrança comigo, junto a todo o restante, as recordações belas e tristes, divertidas e amargas, que fizeram de mim o homem que lhe ama, e que por você está pronto a renunciar inclusive a si mesmo.

A ideia de sobreviver a você para mim é intolerável. Desenvolvi uma nova forma de hipersensibilidade, como quem repentinamente se descobre alérgico a um certo pólen que antes nunca o incomodou. A falta de esperança, a insensatez do destino, me assustam profundamente.

Agora, por exemplo, sei o que Carlos experimentou quando Doriana foi embora de repente, deixando-nos com um gosto amargo na boca. Naquele tempo, ao contrário, apesar da minha dor, apesar do quanto gostasse deles todos, era a última pessoa no mundo que poderia entender. E você sabe o porquê? Porque eu era feliz. Tinha você e não era capaz de imaginar o que significasse perder alguém que lhe é tão necessário como o ar que se respira. Certos sofrimentos não podem ser compreendidos sem antes serem vividos.

Um mês antes, Carlos era a pessoa mais otimista e jovial que eu conhecia. Se alguém tivesse perguntado:

— Quem é o homem mais feliz que você já conheceu? — teria indicado ele, sem medo de errar. Uma daquelas pessoas para quem a vida parece sorrir sempre.

Conheci-o porque administrava junto com a família a banca embaixo de casa, na *Via Ostiense*. Descia pela manhã para comprar o jornal e conversávamos. E isso acontecia um século atrás, quando eu ainda era um estudante de boas esperanças. Às vezes estava Carlos, outras a sua mulher Bice, que em pouco tempo se transformou em uma amiga do coração. Nunca conheci uma pessoa mais acolhedora e generosa que ela. Então, com o passar dos anos, cada vez mais, se alternavam nos turnos as filhas, Doriana e Lorella. Com exceção desta última, que chamavam não por acaso — a pequena de casa —, na família eram todos enormes, verdadeiros gigantes. Aquelas conversas matutinas diante da banca para mim tinham um quê de íntimo, de doméstico. Se falava daquilo que tinha acontecido no mundo, de política, de esporte, e eu me sentia em família. Uma família muito diferente daquela do prédio da *Via Ostiense*, mas não por isso menos acolhedora.

Eu que tinha deixado minha casa para ir viver tão longe, havia encontrado uma espécie de pais adotivos, prontos a me receber na própria casa, me circundando de afeto e, sobretudo, de comida, o que para eles era a mesma coisa. A sala de almoço da família, principalmente domingo à noite, era uma parada obrigatória. Ia sozinho ou com amigos que vinham me encontrar, provenientes dos países mais diversos: Brasil, França, Suíça. E da Turquia, naturalmente.

Moravam em um apartamento próximo à *Via Portuense*. Assim que se entrava, vinham receber-lhe ao menos três ou quatro gatos persas, uma paixão de Bice. Mas a coisa mais impressionante eram as inúmeras estátuas de *Lênin* espalhadas sobre pedestais nos ângulos mais estratégicos da casa.

Era Carlos quem as colecionava, um comunista da velha guarda, nostálgico da revolução bolchevique e dos planos quinquenais. Um verão, eram os primeiros anos de

Gorbachev, Carlos arrastou toda a família em férias à União Soviética, coroando o sonho de uma vida. Fui encontrá-lo quando voltou e percebi, me surpreendendo não pouco, que as numerosas efígies de Lênin haviam desaparecido. Doriana me explicou que a viagem russa o havia amargurado profundamente: acreditava que encontraria a realização concreta de cada uma de suas convicções e, em vez disso, havia descoberto que os ideais que sempre defendeu foram traídos justamente lá. Quando recém-colocou os pés novamente em casa não quis mais saber daqueles embaraçosos guardiães da ortodoxia comunista. Mas, sem coragem de jogá-los fora, tinha se limitado a colocá-los nos armários, ao lado de velhas malas e recordações esquecidas. A queda do Muro de Berlim contribuiu ainda mais para o golpe definitivo naquilo que restava das suas convicções ideológicas.

Apesar de tudo, Carlos tinha se mantido um homem otimista e volitivo, capaz de experimentar a vida com o sadio apetite do *bon vivant*. E obviamente não corria o risco de passar fome. Além dos gatos e das estátuas, então desaparecidas, a casa deles transbordava de comida. Parecia um armazém: para onde quer que se olhasse havia um saco de balas, uma caixa de biscoitos, um chocolate... enquanto isso, da cozinha perenemente se difundiam perfumes de molho *amatriciana*, cordeiro, alcachofras e salada com anchovas. Romanos até a medula, também na cozinha se dedicavam à mais genuína das tradições. Ainda os vejo, gigantescos como eram, elevarem-se ao redor da mesa do almoço, enquanto enchiam os pratos com porções exageradas, insistindo em me empanturrar, assim como Lorella, sempre muito magra para o padrão da família.

Quando, recém-tirada a carteira de motorista, eu havia comprado o *Cinquecento* e estava sempre à procura de uma desculpa para dirigir, muitas vezes acordava ao amanhecer e ia pegar Bice em casa para levá-la à banca onde Carlos já trabalhava há cerca de duas horas. Antes, porém, era previsto um desvio até a padaria para o café da manhã: café e *cornetto* vazio para mim, cappuccino duplo e dois *cornetti* ao creme para ela. Carlos costumava fazer o primeiro turno, o mais difícil, de pé ainda de noite, desempacotando os jornais frescos da gráfica. Quando me tornei um personagem do qual jornais e revistas falavam com uma certa frequência, especialmente por ocasião de um festival ou da estreia de um filme, ali mesmo na banca Doriana me preparava um *clipping* recortando com precisão todos os artigos nos quais o meu nome era citado. Às vezes, me divertia em ficar no seu lugar, enquanto ela escapulia ao bar para tomar algo quente.

Circundado de jornais e revistas de fofoca, pacotes de figurinhas em maços e apostilas de receitas e bordados, trocava duas palavras com os clientes, protegido pela penumbra do quiosque.

Uma tarde, voltando de *Lecce*, que fui conhecer em vista de um filme no qual estava trabalhando, cruzei com Doriana pela rua, estava apressada. Uma semana antes Vera tinha morrido e no seu funeral nos demos um longo abraço. Fiquei surpreso com sua massa: deveria ter engordado mais, lembro de ter pensado.

Naquela tarde, me cumprimentou com a costumeira vivacidade, confessando se sentir muito cansada. Seu pai já estava com uma certa idade, não conseguia acordar tão cedo, e ela estava acumulando dois turnos. De qualquer modo, naquela noite avisando no trabalho teria saído para jantar com os amigos e se divertir, me anunciou feliz. Tinha 42 anos e tanta vontade de gozar a vida, apesar do cansaço.

Naquela noite Doriana chegou à pizzaria, mas foi a última coisa que fez na sua vida.

Morreu assim, de infarto, enquanto jantava com seus amigos. Soubemos da notícia na mesma noite. Estávamos incrédulos, você se lembra? Como se alguém tivesse nos dado uma pancada na cabeça. Queríamos ligar para Bice e Carlos, mas temíamos que ainda não tivessem sido avisados. Assim, ficamos acordados a noite inteira, destruídos e vazios, até que amanheceu e, naquela altura, não podendo mais esperar, fomos até eles.

Doriana era muito amada: durante toda a manhã chegaram rios de pessoas consternadas para prestar-lhe homenagem e abraçar os pais. Mesmo estando cheio de gente, porém, o apartamento que habitualmente ressoava de vozes e risadas permanecia envolvido no silêncio, interrompido somente por um rumor seco: *toc*. Era Carlos, abandonado no sofá, que batia com um dedo sobre a mesinha de cristal diante dele, o olhar perdido.

— Em nossa vida não existirão mais festas, natais ou aniversários. Aqueles tempos terminaram para sempre — murmurou. Tinha falado em voz baixa, mas eu o escutei bem e nunca mais esqueci as suas palavras.

Hoje ele também se foi e Bice se transformou na sombra de si mesma: junto com seus caros perdeu completamente a alegria de viver. Falamos ao telefone e ela, todas às vezes, me assegura:

— Está tudo bem! — Mas percebo que a sua voz se abaixa. Chora sempre, sai raramente de casa e quase não come mais. Que sabor há em cozinhar e experimentar as comidas, se não pode compartilhar com quem você ama?

A banca ainda existe, mas mudou de administração. E eu, para não passar em frente e reabrir velhas feridas, dou longas voltas na quadra.

XII
Os lugares do coração

A esta hora Valério terá entrado no apartamento vazio, ainda com algum rastro de aroma de café no ar. O nosso último café. Imagino-o olhando ao redor perdido, para então se dar conta da carta que lhe deixei, apoiada sobre a mesa, junto à uma pilha de documentos e ao nosso molho de chaves. Na realidade, mais que uma carta, parece uma comunicação de serviço. As palavras importantes já nos dissemos.

Caro Valério, meu amigo de uma vida, a decisão já foi tomada. Quando você ler estas linhas nós já estaremos em viagem. Ficarei fora por todo o tempo necessário, talvez para sempre. E que não lhe venha a ideia de nos procurar: diga isso também aos outros. O tempo das Múmias, dos jantares e das risadas em companhia, para nós terminou. Confio-lhe as chaves do apartamento e os últimos documentos assinados. Você sabe o que fazer.

Enquanto falo de Valério, olho rapidamente para você para verificar se o seu nome lhe produz alguma reação. Mas toda a sua atenção parece magnetizada em um ponto impreciso adiante. Gostaria que fosse ao menos um delineamento da paisagem da montanha que estamos atravessando; talvez, porém, seja somente uma mancha no para-brisa.

— Bonito, não, Valério? —eu lhe pergunto esperançoso. Você se vira em minha direção e me fixa vazio e confuso. Sei que você está buscando desesperadamente uma faísca qualquer de luz na escuridão em que está imerso, mas é tarde demais. Você conhece Valério há tantos anos, abandonou-se ainda ontem à noite em seus braços para um caloroso abraço e hoje não faz a mínima ideia de quem é. Este nome não lhe diz nada.

Penso continuamente ao dia em que você se perdeu. A doença já havia lhe tocado com os seus dedos malignos, mas para mim tudo só começou a partir de então. Uma manhã iniciada de modo idêntico a tantas outras, que porém mudou todas as coisas.

Você saiu para comprar um cabo para o computador.

— Nos vemos no almoço! — me disse alegre, enquanto vestia a jaqueta.

— *Ok,* eu espero você aqui em casa e depois quem sabe vamos no Daniel. Ele me disse que hoje receberia peixe fresco —, eu lhe respondi distraidamente. Havíamos descoberto há pouco esta nova peixaria com restaurante, da qual logo viraríamos clientes.

Entre vários telefonemas e encontros de trabalho para agendar, as horas passaram rapidamente. Procurava locações para o meu próximo filme, o filme que pela primeira vez, agora, não tenho mais nenhum desejo de rodar e estava muito concentrado. Quando olhei para o relógio e percebi que já era uma da tarde, me surpreendi com a sua ausência e tive um mau pressentimento. Tentei ligar-lhe, mas o celular tocava sem resposta. Então pensei que você já estivesse no Daniel: no *vuco-vuco* do local, sempre cheio também para o almoço, era provável que você não tivesse escutado. Assim saí depressa, mal vestindo a jaqueta: na agitação até arranquei um botão lutando com o zíper.

Cheguei ao restaurante sem fôlego, quase certo de ver-lhe ali, tranquilo, já sentado à mesa me esperando ou conversando com Daniel para passar o tempo. Você teria me olhado pela vitrine, sorrido e eu teria ficado sem jeito. O que era, então, toda aquela preocupação? No entanto, você não estava ali.

Nem Daniel nem os garçons tinham lhe visto naquele dia. Lembro da força com que procurei manter uma compassada amabilidade, mas dentro de mim já tinha entrado em pânico. Saí do local e tentei ligar-lhe de novo. No sexto toque, finalmente você respondeu. E eu, louco de alegria somente em ouvir-lhe, imediatamente não prestei atenção à sua voz.

Mastigava as palavras, estava estranho.

— Onde você está? — perguntei. Mas você não sabia me dizer.

Pasmo, eu lhe enchia de perguntas às quais você respondia de modo confuso.

Então decidi me acalmar, falar com doçura e devagar e você voltou a si. Não estava longe, estava atrás da estação *Ostiense*.

Disse para você não se mover: chegaria em poucos minutos.

Quando eu lhe vi de longe, de pé apoiado ao muro, os ombros contraídos, a cabeça virada de lado, meu coração ficou apertado. Geralmente não sou o tipo que ama demonstrar os próprios sentimentos em público, mas naquele dia eu lhe abracei forte, sem ligar para quem passava. Era como se algo ou alguém estivesse tentando levar-lhe embora, para longe de mim, e eu o estivesse impedindo com toda a força de que era capaz. Você se abandonou em meus braços, transtornado e esgotado. De volta à casa, então, você tentou reconstruir o que lhe aconteceu.

Você caminhava pela rua, quando de repente não conseguia mais se lembrar onde estava, quem era, o que fazia, me explicou. O seu cérebro havia sofrido um *black out* momentâneo. Por alguns instantes, que para você pareceram horas, tinha se apagado.

Provavelmente é o estresse, tinha lhe dito procurando dar confiança a ambos. O que mais poderia ser? Entre a reforma da casa da montanha e todo o resto, você estava trabalhando muito. Estava cansado, por isso passou mal. Confiante e otimista como você tinha acatado como verossímeis essas explicações. Se dependesse de você, o incidente já era. Não valia mais a pena tocar no assunto. Dentro de mim, porém, a preocupação, ao invés de diminuir, crescia.

Por insistência minha, no dia seguinte você ligou para Roberto, médico e amigo insubstituível, que imediatamente sugeriu que você desse um pulo em seu consultório. Fomos juntos e ele nos animou: o estresse podia efetivamente causar sintomas parecidos e até mesmo ataques de pânico, nos quais se entra em um estado emotivo confusional. Ele fez um monte de perguntas e lhe prescreveu uma longa série de exames. Porém, quando ele mesmo quis telefonar, em nossa presença, a um famoso neurologista para marcar uma consulta o quanto antes, a angústia voltou com tudo. Por que estava tão solícito? Por que estava dizendo ao seu colega que era urgente, se era somente de um pouco de estresse?

O estresse, naturalmente, não tinha nada a ver e tampouco as minhas piores previsões, aneurisma, tumor no cérebro estavam corretas. A realidade, e ainda não poderia saber, era muito mais atroz.

Todas aquelas averiguações, os exames, as visitas. Eu tentava fazer-lhe sorrir:

— É brincadeira que você tem que fazer um exame que se chama Tomografia à Emissão de Pósitrons? Tem certeza que não é um teste para participar da próxima missão a Marte?

— Mas não tinha nada de engraçado.

— Demência precoce degenerativa primária equiparável ao mal de Alzheimer.

— Assim estava escrito no relatório daquele exame que parecia o prelúdio de uma fictícia guerra dos mundos. E a guerra para nós tinha realmente começado.

— Preferia ter câncer —, você me confessou uma noite com os olhos secos, a voz partida.

O que se pode responder a quem chega a ter um desejo desses? Não há palavras. Não há nada a ser dito que possa curar uma dor tão grande. Eu lhe abracei em silêncio e mais uma vez lhe acalmei entre meus braços, acariciando de leve os cabelos, beijando-lhe docemente no rosto, na testa, nos lábios.

Tinha começado a chover forte: além da nossa respiração se ouvia somente o escorrer da água na rua. Estávamos de pé no lugar que usamos como estúdio, e ali ficamos abraçados, quem sabe por quanto tempo. Justamente ali, em nosso quarto secreto.

Você lembra? As paredes emanam um fluido benévolo, protetor. Porque guardam uma história de amizade que soube resistir à violência, à prepotência, à guerra. E eu que morava naquele apartamento há tantos anos nunca tinha ouvido falar. Quem me contou foi o antigo porteiro que sempre encontrava nas lojas embaixo de casa, o mesmo que havia me revelado a tragédia que tinha se consumado no apartamento de José durante a guerra. Ele conhece o bairro como a palma de sua mão: cada parede, cada janela, cada esquina. Não observa como nós poderíamos fazer: os seus olhos também veem aquilo que já não existe mais, que se perdeu para sempre.

Assim, um dia, me falou sobre o quarto secreto. Você lembra o quanto eu estava emocionado quando lhe contei pela primeira vez?

Hoje é um local dedicado ao trabalho, ali colocamos as nossas escrivaninhas, uma ao lado da outra, os computadores, as impressoras, uma livraria entupida de livros... E uma porta-janela que dá para um pequeno terraço. Mas houve um tempo em que, durante a última guerra, este local era insolitamente muito menor, com somente uma janela que o iluminava

Na verdade, o proprietário da época, um livreiro, havia subdividido o quarto e criado um ambiente escondido, minúsculo, porém confortável. Não confiando em ninguém, improvisou-se pedreiro e havia construído em uma noite uma parede falsa até o teto. Uma portinhola, escondida detrás de um espelho, era o único acesso.

Todo aquele segredo, obviamente, tinha uma razão precisa. Somente assim o livreiro conseguiu manter escondido por longos meses durante as perseguições raciais um caro amigo judeu, seu antigo professor de literatura. Era ele quem lhe havia transmitido a paixão pela leitura.

O mundo lá fora andava aos pedaços, a guerra enfurecia, os bombardeios se sucediam implacáveis, as irrupções semeavam morte e terror em todos os lugares, mas o velho professor, seguro naquele quarto, tinha se salvado. À noite, às vezes, depois de ter compartilhado a magra refeição com o amigo, o livreiro ficava para conversar com ele.

Falavam de poesia, de literatura francesa, de teatro e, evocando *Verlaine* e *Rimbaud*, *Flaubert* e *Shakespeare*, como que por encanto voltavam a um mundo de paz, no qual a amizade e o amor são mais potentes do que qualquer bomba.

Ficamos profundamente comovidos ao descobrir que justamente o nosso apartamento fora o palco de tal milagre de sentimentos. Excitados, procuramos os rastros daquele pequeno quarto, fechado em outro quarto, ao longo das paredes e do chão do estúdio: um leve desnível no pavimento, um sinal na parede. Mas o tempo e as reformas já os haviam apagado para sempre.

Eu lhe segurava em meus braços com toda a força e a ternura das quais sou capaz, e você havia se abandonado completamente a mim. Os nossos corpos se disseram tudo aquilo que havia para ser dito. Porque o amor não precisa de mais nada para viver, nada além de uma recíproca, absoluta confiança. Foi naquele momento que começou a ganhar forma essa minha louca ideia de abandonar tudo e irmos embora, somente eu e você, entre as montanhas de sua infância.

E agora estou contando tudo isso a você, mas também a mim mesmo, pela última vez, porque depois eu também quero esquecer. Quando chegarmos à morada de pedras que nos servirá de refúgio, jogarei o passado para trás. E então seremos iguais. Sem memória, somente um presente a ser experimentado, instante por instante, isolados do mundo, distantes no tempo e no espaço de tudo aquilo que compartilhamos até agora.

Daquilo que foi a nossa vida. Porque eu assim decidi. Apagar o passado, abandonar-se ao nada e redescobrir o universo em cada pequeno gesto.

Enquanto falo com você, revejo os nossos lugares do coração, onde fomos felizes. Passam diante dos meus olhos como se quisessem se despedir. Revejo as praias que mais amei. Aquela tão familiar para mim, ao longo do litoral de *Ostia*, que guarda as recordações do Buraco e da minha juventude selvagem e inconsequente. A seguir, a praia de *Sabaudia*, onde já adulto passei tantos verões despreocupados entre amigos, mergulhos, conversas e jantares inesquecíveis. E ainda, o mar turquesa da *Punta della Suina*, na *Apúlia*, e aquele azul de *Meganisi,* a ilha grega onde passamos aquele que chamamos o — nosso — verão...

Relembro tais momentos e não sinto nenhuma tristeza porque agora tudo o que desejo é somente estar ao seu lado.

O que você disse?

Quem sabe por que de repente você começou a cantarolar uma música que somente você conhece. Em *Sabaudia,* talvez dez anos atrás, alguém sempre trazia o violão e começava a tocar diante do mar, ao pôr do sol, degustando uma taça de vinho. Quando éramos felizes!

    Por diversas temporadas alugamos uma casa branca, espaçosa, que dava direto na praia. Lá nos visitavam, assim que podiam, os nossos amigos: alguns passavam um dia, outros permaneciam por semanas. Passávamos horas jogando conversa fora, com Tilde e Ivan, e todos os demais, sentados à beira-mar, enquanto distraidamente recolhíamos mexilhões. No entanto, discutíamos acaloradamente sobre os máximos sistemas ou, simplesmente, tirávamos onda e brincávamos entre nós. No final do dia voltávamos para casa com sacolas cheias de mexilhões que usávamos para preparar massas deliciosas.

    Foi durante um daqueles verões que Fábio morreu. Você tinha dado um pulo em Roma, não me lembro mais por qual motivo, e já que estava na cidade eu lhe pedi para passar em casa e pegar uma camisa que tinha esquecido. Quando você estava para sair, o telefone tocou. Era a antiga diarista de Fábio: queria avisar que ele havia passado mal enquanto estava sozinho em seu apartamento, e que agora estava entre a vida e a morte. Assim que você nos ligou contando, imediatamente partimos rumo ao hospital.

    Naquela tarde em Roma se sufocava pelo mormaço, mas estávamos ali, suados e extenuados, naquele corredor desolado, esperando notícias sobre o futuro de nosso amigo. Fábio não tinha parentes, existíamos somente nós, a sua verdadeira família.

    As horas passavam, e ninguém arredava o pé, sequer para tomar um café da máquina, que estava à distância de uma ala. A um certo ponto, corri para pegar ao menos algumas garrafas de água, e bem quando eu voltava uma enfermeira havia dado às caras. A situação era invariavelmente gravíssima, nos informou. Fábio tinha chegado inconsciente ao hospital e assim permanecia.

As suas condições de saúde não melhoraram nos dias sucessivos. Era meados de agosto, Roma estava deserta, mas sequer por um momento pensamos que o nosso lugar não fosse ali, ao lado dele. A esperança que voltasse a si nos mantinha unidos. Fizemos turnos, também à noite, dormindo em um banco de corredor.

— Vão comer alguma coisa, vocês não podem fazer nada por ele agora—, nos intimou no décimo dia a enfermeira. O tom de voz era altivo, mas eu percebi nela um quê de gentileza que me animou.

Quando voltamos, Fábio já não estava mais ali.

Desconheço se alguém, talvez aquela mesma enfermeira, tivesse propositalmente deixado que a natureza seguisse seu curso, evitando a agonia da obstinação terapêutica, mas sei com certeza que ele não teria gostado nem um pouco de se apagar lentamente, como um vegetal preso a uma cama. Era um grande conhecedor de cinema, sem dúvida teria preferido uma saída de cena rápida e dramática.

A noite caiu. Valério expressou o medo que circulava no coração de todos nós: teriam nos permitido vê-lo? Dar-lhe um último adeus? Apesar de estarmos ligados a Fábio por anos de amizade, diante da burocracia não éramos ninguém para ele. Ainda que iluminado por potentes lâmpadas de neon, o necrotério do hospital era espectral. De repente abriu-se uma porta e um funcionário perguntou, dirigindo-se a todos:

— Parentes?

— Sim! — respondemos em coro. Não perguntou mais nada.

Você lembra quando minha mãe nos visitou em *Sabaudia*?

Ela, uma senhora um tanto idosa, tinha 83 anos, habituada a uma vida mais solitária e retirada, tinha ficado à vontade em meio àquela alegre comunidade de brincalhões.

Imediatamente se inseriu no grupo conquistando um a um os nossos amigos. Mesmo sabendo o quanto era aberta e tolerante, eu procurava evitar situações que pudessem deixá-la constrangida, mas era preciso bem mais do que algumas inócuas transgressões para que ela se escandalizasse. Uma noite, por exemplo, terminado o jantar, uma amiga acendeu um baseado. A coisa não tinha passado despercebido para ela: começou a insistir para provar. Tentei dissuadi-la, explicando que não era um cigarro, mas minha mãe sabia muito bem. Deu umas duas tragadas e começou a rir sem que mais nada a segurasse.

— Esta noite dormi muito bem: agora entendi porque as pessoas se drogam! — me disse na manhã seguinte, no café, toda radiante.

Apesar da idade, ia à praia e aproveitava o mar nadando muito. Aqui vai uma outra coisa que eu nunca disse para você: quando a levei para o aeroporto, no retorno para Istambul, ao se despedir me abraçou forte e, afastando-se e me fixando nos olhos, disse:

— Esse garoto é maravilhoso, não o perca jamais, cuide bem dele — Falava de você.

Revivemos o mesmo estado de graça muitos anos depois em Meganisi, durante as nossas férias com Maricla e Sandro. Rodar de vespa à procura da praia perfeita, aquela a que se chega com dificuldade, caminhando por ríspidas trilhas perfumadas de tomilho e alecrim. Imergir-se em um mar que se confunde com o intenso azul do céu, sentindo-se os únicos habitantes da Terra. Colher às escondidas ouriços do mar a serem comidos crus ainda com os pés na água, e só depois voltar ao hotel, muito rústico, simples, mas acolhedor. Degustar em companhia um prato de queijo grego, tomates doces e pão com olivas no grande terraço que dá para o mar. Refugiar-se no quarto para fazer amor e então abandonar-se ao repouso, um nos braços do outro, enquanto do lado de fora as cigarras eclodem em um concerto ensurdecedor. E aí, descer de novo à praia, até que o sol lentamente se põe no horizonte, tingindo céu e mar de sangue.

E pensar que ficaríamos ali somente por poucos dias! Os nossos planos originais previam o embarque quase imediato no iate de Piero, um amigo recente. Você lembra? Ele tinha nos convidado para fazer juntos um cruzeiro pelo mar Jônico. Mas quando chegamos à ilha, soubemos que ficou retido no porto de *Otranto* por problemas com a embarcação.

Aquilo que à primeira vista poderia parecer um contratempo desagradável, logo se revelou uma grande sorte. Ainda tenho diante dos olhos o azul quase fosforescente do mar. Ainda sinto as ondas que quebram na praia, enquanto jantamos à luz de velas. À noite, antes de nos refugiarmos novamente no quarto, caminhávamos de pés descalços ao longo da praia, falando sobre o futuro. Naquela ilha que de tão minúscula é difícil de encontrar no mapa, pouco habitada e quase sem postes, o céu noturno era mais iluminado que nunca, pontilhado por centenas de milhares de estrelas que podíamos tocar. Deitávamos na praia e ficávamos ali, nós dois sozinhos, a olhar a noite, encantados com tanta beleza, com tanta paz.

No dia seguinte acordaríamos com a certeza de poder reviver cada coisa com a mesma intensidade, e ainda que tudo fosse igual, teria um gosto diferente. Esta é a felicidade. Sentir-se, de corpo e alma, em absoluta harmonia com o universo, junto a quem se ama.

Desde então muitas coisas aconteceram, e nem fazia tanto tempo assim. Parecia que aquela paz deveria durar para sempre, em vez disso, em um segundo um tsunami nos atingiu. Fomos varridos da nossa ilha feliz, entrou água em nosso barco, perdemos tudo.

Fomos jogados contra as pedras da vida, tivemos medo de não aguentar. Mas o pior já passou. Agora reconstruiremos a nossa ilha feliz, eu e você.

Nós a reconstruiremos um dia de cada vez, protegidos por um outro mar, o seu.

Verde, sombreado, vital. Exploraremos as suas colinas e planícies, as trilhas e os riachos. Entraremos em meio aos arbustos do bosque, colheremos amoras e framboesas, beberemos das fontes. Tentaremos nos perder para nos reencontrarmos.

E se parássemos um pouco, o que diz? Quero realizar um último ritual. Vê a pracinha à nossa frente, com aquele pequeno mirante sobre o penhasco rochoso? Quero me livrar do celular jogando-o no vazio daqui de cima. Não quero ter que, mais cedo ou mais tarde, combater a tentação de ligá-lo e novamente me deixar envolver pelo mundo que estamos abandonando, pelos amigos. Pessoas maravilhosas que saberão entender esta nossa escolha, que poderia parecer desesperada, mas que não é.

Alguns deles são ligados a outro mar que carrego dentro de mim, aquele de *Otranto*, de *Punta della Suina*, de *Lecce*... Como Elisabete, por exemplo. Quando me convidaram a ir pela primeira vez a *Otranto* para receber um prêmio, os organizadores do evento haviam reservado para nós um quarto em um hotel lindo, uma quinta imersa na natureza, não distante da costa. Nunca poderíamos imaginar encontrar tanto carinho e hospitalidade. E, sobretudo, conhecer uma pessoa que se tornaria tão especial para nós.

Elisabete administra a sua quinta com atenção e amor particulares. Dos lençóis de linho aos doces para o café da manhã, tudo é fruto de apuradas escolhas. Porque para ela a quinta é muito mais do que um hotel e seus hóspedes mais que clientes. Tempos atrás o edifício principal estava abandonado, em ruínas, em meio às vastas terras de família. O lugar era desbravado por seu filho adolescente e os amigos. Filho que a deixou muito cedo, levado por uma doença incurável. E então ela, por amor ao filho, havia restituído àquelas ruínas o seu antigo esplendor. Animada pelo desejo de compartilhar aquele lugar mágico, havia-o transformado em um charmoso hotel.

Ficamos no *Salento* somente alguns dias, mas aqueles lugares haviam nos conquistado, apesar de, em alguns trechos, a beleza da paisagem marinha ter sido ofendida por prédios obscenos, erguidos antes que a lei proibisse construções costeiras. Enquanto passeávamos pelas antigas estradinhas de *Otranto*, acompanhados pelo secretário de cultura, ainda me parecia sentir no ar aquela mistura de civilização que fez história. Dentro da catedral, fiquei impressionado em ver as paredes da nave principal cobertas por dezenas e dezenas de crânios. Perguntei de quem eram e o nosso acompanhante exclamou:
— Foram os turcos! — E acrescentou, com um pouco de malícia, que o prédio onde logo mais aconteceria a premiação não era nada menos que um castelo onde antigamente a população local se refugiava para se proteger dos ataques turcos. Chegavam em embarcações quando menos se esperava e tinham o péssimo hábito de sequestrar as pessoas.

À noite, ao receber o prêmio, disse:

— Peço desculpas pelos meus ancestrais, que no passado provocaram certos danos, embora menos que os seus construtores nos anos 60 — Todos riram e aplaudiram e eu fiquei imediatamente à vontade. Entre as várias pessoas que falaram naquela noite, uma delas contou uma anedota do tempo das batalhas contra os turcos, que nunca mais esqueci. Depois de um confronto atroz, caiu a noite e, do acampamento dos inimigos, que haviam se assentado ligeiramente fora da cidade, atrás dos muros do castelo, subiu um canto melancólico e melodioso, em uma língua desconhecida. Era um soldado turcomano que tentava aplacar a nostalgia da própria terra e amenizar a exaustão provocada pela guerra. Aquela canção tão lacerante inundou o ar e todos, invasores e assediados, ficaram em silêncio a escutá-la, extasiados.

Elisabete me apresentou muitos outros amigos, entre eles Maricla que mora a poucos quilômetros de *Lecce*, que se transformou na terceira cidade do meu coração: não é por acaso se ali rodei mais de um filme. Com os anos, voltamos sempre mais vezes, tanto que ela já faz parte da nossa família. E sempre que voltávamos a Roma, carregados de presentes, nos sentíamos cheios de energia, mas também com no mínimo cinco quilos a mais. A nossa vida social por lá, na realidade, era sempre marcada por almoços e jantares, degustações de doces e esplêndidas geleias. Com Bárbara, mestre em marmeladas; Davi, seu irmão, que tem um restaurante de frutos do mar; Marina que prepara tortas irresistíveis; Cláudia, que tem uma farmácia em *Gallipoli* e sempre sabe nos aconselhar o remédio apropriado; Antônio que todos os domingos, onde quer que estejamos, nos manda uma mensagem para saber como estamos e como vão as coisas.

Parei o carro no refúgio e tirei o celular da bolsa. Por força do hábito, olhei: foi mais forte do que eu. Haviam diversas mensagens. Domenico que me escrevia:

— Como vai? Temos absolutamente que falar sobre aquele novo projeto. Me liga! — E Cássia:

— Acabei de chegar em Roma, quando nos vemos? Tenho um monte de coisas para

contar-lhe! — E ainda, Cristina, que sempre me envia lindas palavras:

— Hoje acordei cedo e o sol, nascendo detrás das colinas, estendeu um dos seus raios bem no meu travesseiro. Também mando para você esse sinal de felicidade. Bom dia! — A vida está me chamando, não quer me deixar ir em direção ao nada onde estou indo. Eu, porém, tomei coragem, desliguei o celular, fui até a beira do precipício e joguei-o entre as árvores e o emaranhado de arbustos que cobrem a planície.

Fiz uma respiração profunda, olhando as montanhas cobertas com densa vegetação e, muito mais embaixo, o vale e as casas da cidadezinha por onde passamos há pouco, pequenas como brinquedos. Cumprimentei comigo mesmo cada amigo, todas as coisas que ainda me falam do mundo que estou deixando: não sei quando voltarei. Se voltarei.

E ao pensar no quanto pode ser difícil para alguns dizer adeus, enquanto para outros é um alívio, lembrei justamente dela, a — Senhora do teatro italiano —, o seu fascínio impermeável ao tempo, os seus telefonemas, a sua melancolia. Anna Proclemer foi uma atriz extraordinária, mas também uma maravilhosa companheira de viagem: queria tê-la encontrado antes. Quando a procurei para pedir-lhe que participasse de um filme meu conhecia-a somente de fama. Já tinha 86 anos.

Eu lhe descrevi o meu novo projeto cinematográfico ela tinha fumado um cigarro atrás do outro sem parar. Falou comigo o tempo todo através de uma espessa cortina de fumaça que me ardia nos olhos. E havia tomado ao menos quatro doses de vodca. Era uma verdadeira diva carismática e eu fiquei imediatamente encantado.

Entre nós, mais tarde, nasceu uma amizade profunda. Mesmo terminado o filme, continuamos a nos falar. Nos telefonávamos todas as noites. Me contava dos seus dias. Na verdade, ela vivia à noite. Acordava por volta das duas da tarde, tomava café com cappuccino e brioche, e então passava o tempo lendo e escrevendo. Jantava em torno das dez da noite, ingerindo refeições simples à base de caldos e sopas de verdura, mas não antes de tomar um copo de vodca de estômago vazio.

Havia sido submetida a uma cirurgia de peito aberto, por isso, preocupado, às vezes lhe perguntava:

— O que diz o médico?

— E ela, invariavelmente, respondia:

— Não saber — Uma vez me ligou, queria que a acompanhasse até a Suíça.

— Sabe, tem aquela clínica...—, acrescentou. — Estou cansada, o meu corpo não me obedece mais, todos os meus amigos morreram... —, justificou-se, sem abandonar a sua consueta leveza.

Nunca a acompanhei à Suíça, e Anna algum tempo depois nos deixou. Quando soube da notícia, estava em Tóquio e fiquei muito mal. Estava para começar um novo filme, e já havia um papel para ela. Creio que aquele tenha sido o seu telefonema de adeus.

XIII
O jantar dos adeuses

Alguns anos atrás, bem neste período, estávamos em Paris. Não era a primeira vez, claro, mas foram realmente dias especiais. Inesquecíveis. Tínhamos ido à França, como sempre, para compromissos de trabalho, o meu último filme havia estreado nas salas europeias e estavam programados alguns encontros com o público, mas, como que por encanto, tivemos muitos momentos intensos somente para nós. Vieram nos encontrar Maricla, Sandro, Tilde e outros amigos: durante o dia cada um seguia os próprios programas ir às compras, visitar os monumentos, e depois nos encontrávamos à noite. Nós rodávamos sem destino pela cidade nos perdendo nas alamedas cheias de gente que dão para o Canal *Saint-Martin.* Ou passeávamos pela *Champs-Élysées* como dois turistas normais, encantados pelo seu esplendor monumental. Também visitamos o Museu *d'Orsay:* havíamos visto quando éramos jovens, mas nunca tivemos a oportunidade de voltar juntos.

— Veja este abraço! É bem verdade que a arte sabe eternizar o amor, através dos olhos de quem vê! — você exclamou, diante de um quadro do século 17 que retratava um casal de amantes. Permanecemos muito tempo diante de cada um dos quadros, para observar até mesmo os mínimos detalhes, e quando saímos na ampla praça diante do museu ficamos surpresos ao constatar que, no meio tempo, a noite havia caído. O dia tinha voado. Tínhamos até mesmo esquecido de comer. Nos detivemos por horas naquela extraordinária abundância de obras de arte, como dois exploradores enviados ao ângulo mais incontaminado da Terra para classificar espécies botânicas e animais nunca vistos antes. Ou como dois bulímicos diante de um banquete real. Nos lançávamos na beleza que nos circundava por todos os lados com os olhos arregalados pelo esforço em gravar o máximo possível aquelas magníficas visões.

Não tenho como não me perguntar o que restou de tudo aquilo para você hoje. Bem, o neurologista não teria dificuldade em responder: — Nada — Aliás, parece quase que o escuto, com aquele seu tom de voz frio e eminente: — Nada —. Nada: uma palavra que tem sabor de condenação. Mas eu gosto de pensar que, em algum lugar, no fundo de sua alma, há um quarto secreto onde você guarda a recordação perfeita daquelas obras-primas.

Agora você simplesmente perdeu a chave e não consegue entrar, mas conserva intactos dentro de si a energia e o talento que aqueles artistas souberam expressar. Para além daquela porta fechada, continuam a transmitir-lhe uma impalpável sensação de felicidade.

Lanço um olhar fugitivo, enquanto você está tranquilo ao meu lado neste último trecho da estrada, e repenso em suas palavras. É bem assim, a arte eterniza o amor, mas também é preciso a cumplicidade dos olhos de quem vê. E eu, enquanto tiver olhos, lhe amarei.

Há passos muito difíceis de serem dados. Decisões que devem ser tomadas sozinho, sem escutar ninguém. Nem ao menos os amigos mais íntimos ou as pessoas caras, nem mesmo quem lhe apoia desde sempre dando conselhos e a quem se recorre quando se precisa de um parecer duro, porém sincero, de alguém capaz de dizer somente a verdade, custe o que custar.

Escolhas definitivas, que não podem ser compartilhadas. Porque já não é possível fazer nada além daquilo que, no coração, já está decidido. Não é contemplada uma mudança de ideia. Não desta vez.

No mais, em ocasiões semelhantes prever um — plano B — não está entre as prioridades, sequer se cogita. Seria como trair o que se possui de mais sagrado: o próprio espírito do amor. Você tomou a sua decisão por impulso e levou adiante, dia após dia, como uma consequência inevitável. Amadureceu dentro de você como um minúsculo broto, um projeto de ideia que poderia ter caído do ramo com a primeira geada. E que, no entanto, sobreviveu ao inverno, cresceu na primavera, produziu folhas verdíssimas e florescências delicadas, até que apareceu o fruto, microscópico, verde e duro. Você por muito o vigiou com o canto do olho, enquanto uma parte sua lhe tranquilizava repetindo que você nunca desejaria realmente colhê-lo. Quem sabe quantas coisas ainda teriam que acontecer: logo aquele plano louco que você não teve coragem de confessar a ninguém seria superado pelos acontecimentos, demonstrando toda a sua insensatez. Então você teria rido, aliviado consigo mesmo, agradecido por não ter dito a ninguém. O seu silêncio se revelaria ainda mais oportuno. Quem sabe, atingido por uma colônia de parasitas ou chuvas torrenciais, aquele fruto jamais teria amadurecido. Você o esqueceria na árvore e, no final, ficaria rugoso, mole e escuro, para então cair por terra misturando-se à grama alta.

Mas as coisas quase nunca são como se deseja.

Existem escolhas que ficam no ar, apesar de você tentar procrastiná-las ao máximo na absurda esperança de que aconteça o impossível, um milagre que lhe conduza para dentro da trajetória que havia escolhido e que nunca deveria ter abandonado. E, em vez disso, acontecem mil coisas, mas a nota que você escreveu na agenda permaneceu rigorosamente atual. O broto criou raízes profundas, as folhas ficaram mais escuras, as flores mais perfumadas e o fruto está ali, suculento e maduro, de um amarelo brilhante.

Todos os dias lhe convida a estender a mão para tatear a completeza. É assim que chega o momento em que não se pode mais adiar. Você levanta de manhã, se olha no espelho e anuncia a você mesmo e ao mundo com dor e determinação em partes iguais:

— É chegada a hora! — É aquilo que repeti somente algumas semanas atrás. Acordei em plena noite e você não estava ao meu lado. Terá ido ao banheiro, pensei. Mas você não voltava... eu lhe encontrei de pé no meio da sala. Imóvel. Envolvido na escuridão. Quem sabe há quanto tempo você estava ali, passando frio. Você deve ter se levantado mecanicamente e mecanicamente avançado alguns passos, mas então de repente o escuro tomou conta. Você estava a um metro do nosso quarto, seria suficiente esticar o braço para encontrar o interruptor da lâmpada, cuja posição até ontem você sabia de olhos fechados. Em vez disso, você ficou parado onde estava, paralisado pela mais completa inconsciência. Sem saber mais o que deveria fazer, aonde ir. Quem era.

Eu lhe peguei pela mão para levar-lhe de volta para a cama. E você, me seguindo docemente, como uma criança que se perdeu, agradeceu me chamando de senhor. É, isso mesmo, para você naquele momento eu era um estranho...

Não quis falar sobre isso porque simplesmente é a coisa que mais me faz mal: agora, às vezes, você não me reconhece. Sabia que, cedo ou tarde, teria acontecido, mas até quando é o médico a dizer, ou se lê em dúzias de livros, revistas e sites que se consulta para se documentar, não parece possível que logo também poderia acontecer com você.

Nunca se está suficientemente preparado para o momento em que você também terminará por ser sugado pelo buraco negro que está devorando quem você ama.

Você se deitou de lado, levemente virado para mim, o seu lado preferido, e adormeceu quase imediatamente; no rosto um leve sorriso de alívio. Lembrei de um artigo científico, que li recentemente, sobre a última fase da doença que lhe acorrenta. Explicava como no final perde-se também a capacidade de sorrir. Não consegui mais pegar no sono. Foi então que, enquanto lhe olhava com o coração despedaçado, que esta louca ideia tomou forma definitiva dentro de mim, transformando-se em um projeto concreto. Um plano a ser preparado nos mínimos detalhes, antes que seja tarde demais.

Falando sério, no início tinha pensado em uma ação bem mais drástica. Havia hipotetizado acabar com tudo. Para os dois. Como poderia, realmente, abandonar-lhe? O modo sempre se encontra e teria sido, como se diz, doce e indolor. Teríamos ido embora juntos como vivemos, adormecendo uma última vez, um nos braços do outro.

Se fosse somente por mim, teria realmente feito. Foi o pensar em você que me bloqueou. Não tive coragem.

Então me disse que, se estava pronto a renunciar à minha vida, valeria mais dá-la de presente para você, ao menos por estes últimos anos que lhe restam, antes que a doença predominasse. Depois, quando tudo terá terminado, terei a amarga satisfação de ser livre para fazer comigo o que quiser.

Percebi que não queria perder nem mais um minuto da nossa existência juntos, você me reconhecendo ou não. Teria lhe reconquistado a cada dia. A cada hora. A cada minuto, se fosse necessário. Todavia, para isso, deveria antes me desvencilhar de todas as coisas que você não pudesse compartilhar.

Existem decisões muito duras a serem tomadas, mas se é o coração a guiar as escolhas, e não a razão, pode ficar tranquilo que não haverá arrependimentos ou reconsiderações. O importante, precisamente, é entender com qual parte sua você está raciocinando. Muitas pessoas acreditam desejar coisas das quais, na realidade, não importa nada a elas. A mente humana, às vezes, é realmente complicada: pode até mesmo chegar a se conferir sonhos alheios, dos próprios pais, da sociedade, de quem pensa que deve decidir por você a serem perseguidos com unhas e dentes, sem se dar conta que assim não faz nada menos que se construir uma prisão de infelicidade. Eu não corri nenhum risco de cair em tais miragens: o amor deixa tudo mais claro. Pensava nisso enquanto preparava o jantar para as Múmias. O nosso jantar de adeuses.

A decisão já estava tomada e por dentro me sentia profundamente aliviado, uma sensação que não experimentava há muito tempo. No entanto, a expectativa de revelar aos mais caros amigos de uma vida os meus imediatos programas para o futuro me agitava muito. Como receberiam a notícia? Teriam entendido? E Valério, o que teria dito? E Roberto, como nosso médico, seria contrário?

Não posso certamente esquecer a expressão atônita do neurologista quando há poucos dias lhe comuniquei as minhas intenções. Tinha me aconselhado de colocar você em uma — residência protegida — assim que dizem, não? Porque quando a doença chega a um estado avançado, pode ficar insuportável para os familiares, havia observado. Naquele momento detestei-o profundamente, e ele deve ter percebido. No final, porém, tirou a máscara profissional com a qual trata todos os pacientes, liberando-se dos discursos científicos, exames de vanguarda e métodos certificados, e acrescentou medindo com atenção as palavras:

— A sua é uma escolha corajosa, não conheço ninguém que jamais tenha feito algo assim. O que posso dizer-lhe? não se esqueça dos remédios e dos integradores que prescrevi e... se precisar de mim, sabe onde me encontrar. Boa sorte! — Enquanto me apertava vigorosamente a mão, percebi o calor de sua manifestação e me pareceu, pela primeira vez, humano.

Para as Múmias preparei um frango assado com gengibre e arroz e para Rossella um *ratatouille* de verduras. Queria que tudo fosse perfeito. Grudado em nossa mesa como um náufrago no meio do oceano, você me olhava enquanto eu me movia diante do fogão. Era inútil explicar-lhe. Não via a hora que chegasse hoje, para que você pudesse ver com os seus olhos a surpresa que eu estava lhe preparando. Assim, para quebrar aquele vértice de ansiedade que me subia ao peito, procurava me concentrar ainda mais naquilo que estava fazendo, nos gestos práticos e tranquilizadores que requer o preparo das refeições.

Arrumei a mesa com ainda mais atenção que o normal, posicionando com cuidado os nossos melhores pratos, aqueles decorados a mão que comprei há uma vida em uma antiga loja de porcelanas em Istambul. Distribuí os copos de cristal colorido, prestando atenção para combinar cada um dos presentes à sua cor preferida: lilás para Luz, azul-marinho para você, laranja para Rossella, vermelho para José, verde para Roberto, azul para Valério, violeta para Alessandro, índigo para mim... Cortei o pão para colocá-lo na cestinha enquanto ainda estava quente do forno, e o cheiro se espalhou pela cozinha misturando-se aos aromas das outras comidas.

Como sempre, José foi o primeiro a chegar. Sentou-se ao seu lado e, depois de abraçar-lhe, começou a comer o pão distraidamente, contando sobre as suas últimas aventuras. Logo em seguida vieram Roberto e Valério, que tinham se encontrado na frente do portão. Em dez minutos também chegaram Alessandro e Rossella com Paula e a pequena Luz. Veio inclusive Stefano, que quase nunca consegue estar conosco ultimamente. Todos deram atenção a você. Além disso, Luz lhe trouxe um presente especial, um lindo desenho que havia feito na escola: uma casa iluminada por um enorme sol vermelho.

Por um instante a minha determinação quase vacilou e comecei a me perguntar se não estava errando tudo, se não seria melhor ficar. De repente não estava mais tão convencido daquilo que estava prestes a fazer: quem eu era para levar-lhe embora de tanto afeto? Mas, justamente, foi só por um instante. A convicção de não ter alternativas reais acabou com todas as dúvidas.

Esperei até que as Múmias estivessem ao completo para fazer a minha revelação, assim, quando Stefano veio, decidi que era chegada a hora de falar. Aí aconteceria aquilo que deveria acontecer, pensei com uma certa dose de obscuro fatalismo. No entanto, em volta da mesa se entrelaçavam três ou quatro discussões diferentes: contavam de um amigo em comum visto um dia antes, louvavam o frango assado e aconselhavam ler um livro de uma escritora emergente. E Luz narrava para você em voz baixa uma história complicadíssima sobre o seu desenho.

Capturar a atenção geral não seria fácil. Então, para interromper o falatório fiz com que a garrafa de plástico cheia de água mineral escorregasse das minhas mãos e caísse pesadamente em meio aos copos. De repente, todos calaram e me olharam.

Somente Luz continuou a falar baixinho com você.

— Tenho algo importante a lhes dizer — comecei com a voz embargada. O restante, porém, saiu sem esforço: eu lhe observava e as palavras saíam da minha boca como um rio em cheia ao longo de seu curso natural, depois que a barragem que o tinha bloqueado por muito tempo fora finalmente reaberta.

Infelizmente, as suas condições haviam piorado rapidamente nos últimos meses e agora entrava na fase final da doença, expliquei. A memória já estava gravemente comprometida: logo ficaria completamente dependente e precisaria de assistência contínua. Quando um doente chega a esse estágio, geralmente os parentes lhe enviam a estruturas específicas, ou contratam um enfermeiro que o siga dia e noite. Fiz uma pausa de efeito e ninguém respirou.

Eu jamais escolheria uma destas duas soluções, disse enfático. Nunca poderia entregar o meu amado a mãos que não fossem as minhas. A vida, às vezes, nos prega trágicas peças e, justamente quando acreditamos ter tudo, nos deixa sem nada. Tinha acontecido conosco: até pouco tempo atrás éramos as pessoas mais serenas do mundo, mas agora não era mais assim. E, para mim, continuar a viver fazendo de conta que nada tivesse acontecido tinha se tornado insuportável. Era chegada a hora de me dedicar completamente a você. Por isso cancelei o filme que deveria rodar, anulei todos os outros compromissos, dei disposição a Moira, a minha agente, ao advogado e ao contabilista de congelar cada uma das minhas atividades. Eles eram os primeiros amigos a quem contava, no dia seguinte haveria comunicado a minha decisão por telefone também a outros, que viviam longe.

Esta era a última vez que nos víamos: nenhum deles deveria nos procurar. Dentro de poucos dias, partiríamos para a sua casa na montanha, o lugar que você mais gosta no mundo, onde teria ficado ao seu lado no mais completo isolamento, para cuidar de você até o final. Este era o nosso último jantar. O jantar de adeus.

Durante todo o tempo você não parou de olhar o desenho de Luz; deslumbrado, seguia com o dedo os contornos da casa. Quem sabe, talvez com a mente você já estivesse lá, entre as velhas paredes de pedra que tanto ama.

Quando terminei de falar, ninguém ousou abrir a boca por alguns instantes. Tinha imaginado esse momento muitas vezes, mas nunca havia previsto semelhante silêncio. Ao contrário, esperava uma explosão de reações descompostas, gritos, choros, perguntas acaloradas...

— Pode me passar o vinho? — O primeiro a falar foi José, dirigindo-se a Rossella como se nada tivesse acontecido.

— Então você encontrou Alessio outro dia? — perguntou, a seguir Roberto a Valério, com a mesma desenvoltura.

A conversa que eu havia interrompido pouco antes com a minha revelação tinha retornado a mais completa normalidade. Sem ter que pensar duas vezes nem discutir em voz alta, os nossos amigos absorveram e fizeram suas à minha tão sofrida decisão, com absoluto respeito e pudor. E eu, no meu desespero, experimentei um imenso alívio.

Toda tensão e incerteza desapareceram e me senti novamente leve, grato, até mesmo feliz. A nossa família nos demonstrou mais uma vez de quanto amor possa ser capaz. Compreendeu tudo que havia para compreender, como se fosse a coisa mais óbvia do mundo.

Quanta falta sentirei das nossas conversas — *mumianas* — Alessandro que, sendo um grande apreciador de alimentos de tradição antiga, nos ilustra as qualidades de um certo pão integral assado na pedra. Roberto que, com uma amável tirada, sempre consegue cortar pela raiz as minhas preocupações de hipocondríaco. Valério que se atualiza com Luz sobre os sucessos dela na escola. Rossella que me fala da sua última campanha publicitária. E José, que se lança em uma improvável recordação do passado, ou que se diverte em acrescentar particulares à grandiosa descrição do meu funeral, uma das — peças — fortes do seu repertório...

Na noite passada, na porta de casa, nos despedíamos como se tudo fosse igual, como se no dia seguinte pudéssemos retomar as nossas coisas corriqueiras, trocar mensagens, marcar encontros, ligar mesmo que seja só para dizer boa noite... Como se devêssemos nos rever dentro de poucos dias. Até que Luz, com a sua voz inocente e um pouco sonolenta, nos perguntou se sábado teríamos ido pegá-la na escola. Era uma pergunta absolutamente normal, visto que ao menos umas duas vezes por mês a pegamos no final da aula para passar a tarde juntos. Eu fiquei mudo: o que poderia ter respondido, sem machucá-la? Olhei para Rossella em busca de ajuda, e ela interveio com vagas explicações, dizendo-lhe que por um tempo não teria nos visto porque estávamos prestes a partir para uma longa viagem.

As palavras de adeus que até aquele momento não quisemos pronunciar choveram sobre nós em forma de uma profunda comoção. Foi difícil se abraçar assim, com as lágrimas nos olhos. Mas também foi bom.

Eu lhe acompanhei ao quarto, ajudei-lhe a deitar. Depois voltei para arrumar a cozinha. Tirei a mesa, lavei os pratos, ajeitei as garrafas. E, antes de apagar as luzes e ir para a cama com você, olhei pela última vez para aquele lugar onde passamos boa parte dos nossos dias. Alguns minutos atrás os nossos amigos mais caros preenchiam-no com as suas vozes.

Mas amanhã partimos, e ainda não é tempo de lamento.

Agora que ao fundo da estrada vejo o portão do jardim e o pátio de terra onde sempre estacionamos, me parece já não recordar nada, de ter me liberado eu mesmo, de uma vez por todas, de todo fardo. As minhas recordações, normalmente nítidas e precisas, parecem se misturar em uma babel de luz e sombras. Como escreveu Simone Signoret, a nostalgia já não é mais a mesma de um tempo. A memória é estranha, algumas imagens em nossa cabeça mudam de forma com o passar dos anos. É assim que você se agarra a alguns particulares com a ilusão de ter cada coisa esculpida na mente e, em vez disso, está tudo errado. Aquele cachecol que você tinha certeza que era verde, sempre foi azul. O pátio da escola, onde brincava quando criança durante o recreio com a sensação que era imenso, na realidade é longo e estreito como um beco.

A nostalgia já está mudando as cores e as dimensões das minhas recordações.

Abri a porta de madeira escura e o cheiro de resina e madeira defumada da casa do seu pai nos deu a sua tradicional boas-vindas. Muitas coisas mudaram desde quando você era criança. Mas aquele cheiro, que você me descreveu tantas vezes, permaneceu. Fala de vigas de abeto escurecidas pelo tempo, de ramos secos recém-colhidos no bosque e de pinhas que pegam fogo estourando na lareira. Ontem Fausto, o camponês da casa vizinha, a meu pedido subiu até aqui para ligar a caldeira, por isso agora a casa está quentinha.

Deixei parte de nossa bagagem no quarto e arrumei os víveres na cozinha. Por cerca de duas semanas devem ser suficientes, depois pedimos a Fausto que traga provisões também para nós quando descer ao vilarejo. Você me ajudou a colocar os pacotes de macarrão e as latas nas prateleiras. — Me passa os espaguetes —, digo, indicando as grandes sacolas que acabei de colocar sobre a mesa. E você, feliz por ter entendido as minhas indicações, me entrega com solicitude.

Para além da janela de vidros duplos encaixada nas espessas paredes de pedra, a noite já caiu. Olho ao meu redor e penso que a minha história pertence a tradições muito distantes, bem diferentes das suas, embora esta casa cheia de recordações suas me infunda um profundo sentimento de paz e tranquilidade. É a casa onde tenho a ilusão que você possa voltar a ser você mesmo, uma criatura alegre, dona do próprio corpo e dos próprios pensamentos.

Mas mesmo quando você não for mais nem a sombra de você mesmo, quando ao ver-lhe terei dificuldades em reconhecer a luz do seu olhar, da mesma forma sei que me apaixonarei por você outra vez, todo dia.

Lembro do quanto fiquei impressionado quando lhe vi esquiar pela primeira vez. Era fevereiro, tinha nevado forte à noite e no dia seguinte sua irmã chegou com o marido e o seu sobrinho. Eu nunca tinha percebido que logo depois da montanha se via o topo de um teleférico. Era suficiente percorrer com os esquis a trilha que atravessa o bosque, para sair bem em frente à instalação que leva às pistas, você havia me explicado com entusiasmo.

Para um homem friorento como eu, a ideia de se jogar sobre a neve fresca com um par de tábuas de madeira nos pés não era minimamente atrativa, mas quando lhe vi descer velozmente pela colina atrás de casa, desenhando uma série de curvas perfeitas, fui conquistado pela sua elegância. Seu sobrinho, a quem você estava ensinando, havia lhe seguido todo desajeitado e seus pais não faziam nada além de tirar fotos. Que exagerados, pensei. Mas hoje eu teria feito o mesmo. Teria impresso e emoldurado a sua imagem mais linda, enquanto cortava o ar gelado com o seu corpo atlético, os joelhos ligeiramente dobrados, bastões firmes nas mãos, e a teria colocado ao lado da cama, sobre o criado-mudo, para me recordar sempre do que você é capaz.

Preparei um macarrão e dois bifes, que comemos diante da lareira. Lavei os pratos e você os secou. Me surpreendi pensando que, em certos momentos, a nossa sintonia é tamanha que poderíamos até mesmo não falar. Mas aí disse a mim mesmo não, que devo me esforçar em fazê-lo. As palavras nunca são inúteis. Ao contrário, são necessárias.

Assim, agora que estamos sentados no chão, sobre o *kilim*, a poucos centímetros do fogo, proponho uma brincadeira que sei que você fazia quando criança:

— O que você vê entre as chamas? — Você demorou um pouco para me responder: — Um cavaleiro com a sua espada de fogo. Está combatendo contra um exército de zumbis! — Você exclamou no final, satisfeito. — E você? — acrescentou, depois que qualquer instante de silêncio.

Você não sabe o quanto me emocionou escutar estas duas simples palavras:

— E você? — O mundo à parte do qual eu pensava que você já era prisioneiro ainda não terminou de erguer a sua cúpula de cristal. Ou, se já o fez, deve ter uma rachadura, uma sutil linha transparente, através da qual você ainda consegue pensar em mim.

Apesar de tudo, talvez, ainda conseguiremos ser felizes.

232

EPÍLOGO

Esta manhã acordei muito cedo. Você ainda dormia, profundamente. Percebi, na luz filtrada pelas persianas fechadas, um quê de brilhante ao qual não estava mais acostumado, assim abri a janela devagar, para não lhe acordar, o suficiente para poder dar uma olhada ao dia que estava começando. Não estava errado: o vale, os cumes, as árvores, tudo estava iluminado por um maravilhoso sol nascente.

A chuva, que parecia não cessar nunca, finalmente parou de ensopar os campos, enquanto a neve que nos trancou em casa por tantos dias derreteu quase toda, a não ser sobre os cumes mais elevados. Até mesmo as nuvens, baixas e densas como chumaços, que nas estações frias se insinuam ao longo das planícies e das cristas das montanhas envolvendo tudo, dissiparam-se para dar espaço a um céu aberto, limpo, de um azul metálico com cintilas prateadas. Sim, o sol voltou a resplandecer. Não me lembrava que os seus raios pudessem ser tão quentes. Saí do nosso quarto e dei a volta na sua, na nossa casa, escancarando as janelas para que eles entrassem. Estas velhas paredes absorveram muita umidade durante o longo inverno, mas agora poderão secar.

Mais tarde, saímos para o jardim e respiramos a plenos pulmões. A natureza está despertando outra vez. É primavera, você também sente? Percebe esta estranha eletricidade no ar? Quase no início do bosque, florescem os narcisos selvagens. Aprendi a reconhecê-los com alguns velhos livros de botânica que encontrei em casa e que no passado jamais teria notado e tampouco teria vontade de folhear.

Quando vínhamos aqui para o fim de semana, estávamos sempre com pressa. Mal chegávamos e já era hora de voltar. Parecia não haver tempo suficiente para fazer tudo aquilo que gostaríamos. Percorríamos a trilha que desce até o riacho, mas com a mente ao menos eu já estava projetado em outros lugares, em outras dimensões temporais.

Pairavam mil preocupações. Ao meu redor a natureza inutilmente desdobrava as suas belezas: eu já estava dezenas e dezenas de quilômetros de distância, no aeroporto, pronto para embarcar em uma viagem planejada há meses, ou em Roma, decidido a apresentar o meu último projeto.

Você sempre soube viver o presente com maior consciência, eu não: a vida no mundo lá embaixo me distraía continuamente, me enrolava.

Agora tenho todo o tempo que quero. Claro, não posso dizer com segurança o quanto perdurará, quanto ainda nos resta. Porém, ultimamente a doença foi gentil com você, diminuiu a velocidade, rouba-lhe poucas palavras por vez. Sim, está apagando-lhe, mas bem devagar. Como se, desde que viemos aqui em cima, tivesse tido piedade ou esquecido um pouco de nós. Ou talvez seja que eu, aqui, simplesmente deixei de me fazer perguntas. Vivo cada momento como se fosse o último. E sabe de uma coisa? Já não me assusta tanto. Tudo se adapta.

Penso a um momento qualquer da minha vida antes e fica quase difícil focalizar. Era eu? Era realmente eu aquele diretor que recebia aplausos do público em Cannes? Era eu aquele homem que era convidado para ir a Nova Iorque? Que dava autógrafos em Paris? O mesmo homem que acabou de recolher lenha para a estufa, alegrando-se, pois, finalmente está bastante seca a ponto de não encher a sala de fumaça?

Olho o carro além do portão. Está lá onde o estacionei meses atrás, não sei se conseguirei ligá-lo novamente. Me parece que se passaram mil anos desde que chegamos aqui. Mil anos desde que me despedi das Múmias, depois do nosso último jantar.

— Veja o que eu encontrei! — você gritou atrás de mim. As chuvas devem ter trazido até o gramado diante de casa uma velha bola que você havia perdido após um chute mais forte que os outros, sabe-se lá quantos verões atrás. Está velha e murcha, mas você a contempla entusiasmado, como se tivesse descoberto um tesouro. Dá dois chutes e, mesmo que ao léu, volta a ser a criança que foi quando jogava bola com os colegas depois da escola, no pátio atrás da igreja, a poucos metros da sua casa na cidade.

Tentei olhar aquela bola com os seus olhos e eu também me senti ser levado para trás no tempo, no coração da minha infância, em um outro pátio, em um outro país, em uma outra cidade. Mas com o mesmo entusiasmo, a mesma vontade de correr, de gritar, de esquivar as travas e as cotoveladas dos outros garotos, de chutar finalmente a maldita bola no gol, porque é aquilo que pode nos fazer felizes.

Tiramos as jaquetas e começamos a correr um atrás do outro roubando uma bola imaginária, passando e roubando-a outra vez, até que nós jogamos por terra onde a grama era mais macia, exaustos. As nossas respirações ofegantes se misturaram no ar e do nada apareceu a primeira borboleta da estação, azul bordada de preto. Voou um pouco, pousou sobre sua testa e depois realçou voo batendo as suas leves asas.

Pensei: talvez seja um sinal... imediatamente, porém, me perguntei mais uma vez: sim, mas qual?

Não quero saber. Para que serviria?

Cada vez que tento ser otimista, que me esforço em ver as coisas por uma ótica melhor, que começo a me iludir que, por encanto, talvez tenhamos conseguido, acaba que novamente me afundo nas areias movediças de uma realidade que nunca mais poderá mudar.

Atrás do depósito de lenha, o gramado pendente forma uma pequena colina e você repentinamente se recorda de uma outra brincadeira que tanto gostava: rolar do alto até lá embaixo onde começa o bosque. Não sei se é a doença ou são os remédios, mas hoje você está eufórico. Às vezes acontece. Eu lhe sigo mais uma vez, porque não posso fazer de outro modo. Subimos ao topo e nos deitamos por terra, um ao lado do outro.

— Tá pronto? — você me pergunta a todo fôlego. Ao que parece é absolutamente fundamental nos jogarmos juntos para rolar em perfeita sintonia. E enquanto você me explica, sua voz assume o mesmo tom excitado e impaciente que devia ter quando garoto, quando com a sua turma de amiguinhos e primos partiam todos os dias para explorar lugares selvagens e desconhecidos, e o campo era uma planície atravessada por tribos indígenas, o bosque uma selva equatorial, o depósito de lenhas uma gruta habitada por monstros assustadores que somente vocês podiam ver.

Nos deixamos rolar abaixo até o fim. Tudo em torno a nós começa a girar, o céu, as montanhas, os cumes ainda brilhantes da neve, o campo. Quase nos espatifamos contra o carvalho em meio aos narcisos perfumados. Gritamos, rimos e nos abraçamos apertado, em um emaranhado de braços e pernas que não sei mais a quem pertencem. Não sei mais onde eu termino e onde você começa porque somos uma coisa só e o seu joelho ralado é o meu, o ombro onde apoio a testa é o seu, mas também o meu.

Permanecemos ali em silêncio, escutando as batidas dos nossos corações voltarem ao normal. Depois nos ajudamos a nos levantar e a cabeça ainda gira vertiginosamente.

Enquanto voltamos para pegar as jaquetas e tomamos o caminho de casa, tropeçamos como bêbados, as calças molhadas e sujas de verde.

Nunca tinha me sentido tão perto de alguém, de modo tão natural, instintivo, visceral.

Repito isso para mim também agora, enquanto lhe ajudo a entrar na banheira, lhe ensaboo e lavo os seus cabelos para tirar a grama que ficou presa. E você se entrega completamente aos meus cuidados. De repente, todas as forças lhe abandonam e você vira uma criança pequena, desajeitada e medrosa, que precisa de tudo. Tenho até mesmo que estar atento em segurar-lhe pelos ombros, do contrário poderia escorregar para baixo d'água, poderia se afogar. Experimento o terror de uma mãe despreparada que se encontra sozinha ao afrontar o primeiro banho do próprio filho, esmagada por uma responsabilidade demasiado grande. Só que você não crescerá, não aprenderá uma palavra nova a cada dia, não iniciará a engatinhar para depois se pendurar em toda parte e começar a explorar a vida. O seu será somente um crescente abandono.

Com dificuldade consegui vestir-lhe o roupão e agora lhe abraço procurando secar-lhe, enquanto você se abandona quase a peso morto nos meus braços. Por pouco não caímos. Tento brincar fazendo uma piada, mas você não me entende. Olha no vazio.

É nesses momentos que o meu sofrimento começa a ser físico: mas não posso fazer nada além de cerrar os dentes e seguir em frente. Sei que você está indo embora e não posso fazer nada para impedir-lhe. A não ser repetir pela milésima vez que eu, ao contrário, não lhe abandonarei. Que continuarei a amar cada uma das suas respirações, até quando você tiver ar nos pulmões e além.

Não se separar jamais. É isso que quero. É somente isso que me interessa. No mais, repito desde o primeiro momento que lhe conheci: o essencial é não se separar jamais. Nunca. Por isso decidi apagar tudo aquilo que lhe contei. Tudo aquilo que vivi. Mesmo que signifique jogar para trás o passado, me anular completamente em você. Não me interessa ter uma outra vida, sem a sua presença ao meu lado. Respirar, rir, chorar, caminhar, comer: nada mais teria sentido para mim.

Talvez alguém pensará que simplesmente enlouqueci. Mas a verdade é outra. A verdade é que não existe amor sem loucura. E somente quem ama loucamente pode saber o que significa querer realmente bem a alguém.

Eu sei.

FIM

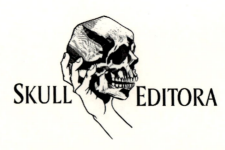

CONHEÇA NOSSO SITE
WWW.SKULLEDITORA.COM.BR